Praktisk statistik

Kristoffer Andresen, Jakob Burcharth,

Jacob Rosenberg

KURSUSBOG

Denne bog dækker en del af baggrundsmaterialet til kurset
"Praktisk statistik".

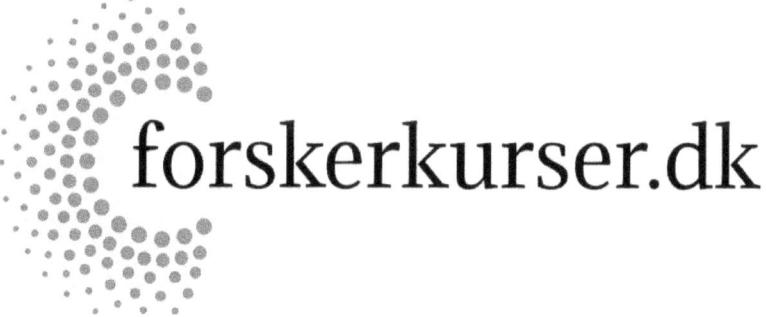

Indholdsfortegnelse

i

FORORD

Dette er kursusbogen til Praktisk statistik, et 1-dags kursus udbudt af forskerkurser.dk. Bogen kan læses selvstændigt, men udbyttet vil være større, hvis man deltager i det tilhørende 1-dags kursus.

I de første kapitler gennemgås basale begreber så som mean, median, standarddeviation, spredning, fordelinger osv. De basale begreber bruges fremadrettet i bogen og er vigtige at få styr på. Senere i bogen gennemgås hypoteser, p-værdier og two-sample-tests, som vil dække meget af de indledende statistiske tests, man skal lave, når man begynder at analysere data. Dernæst beskæftiger bogen sig med fejltyper (type-1 og type-2), sample size beregninger og håndtering af kategoriske data. Den sidste del af bogen handler om ANOVA, korrelationsanalyse og regression. Den sidste del er tænkt som en orientering frem for en strikt gennemgang, således at læseren vil være i stand til at forstå formålet samt resultaterne af disse analyser. Som et supplement til bogen er der lavet en række korte videoer, som giver en introduktion til brug af SPSS, disse findes via www.forskerkurser.dk.

Formålet med denne bog og det tilhørende kursus er at afdramatisere statistikken i medicinsk forskning. Mange finder det vanskeligt at komme i gang med statistik, da der er mange begreber og mange forskellige tests, og det kan derfor være svært at overskue.

Vi ønsker med dette kursus og denne bog at forklare de grundlæggende begreber og mest almindelige tests på en let tilgængelig måde, hvorved man kommer den rigtige vej ind i statistikken.

God læselyst!!!

Formålet med statistik

Oftest har man en population, eksempelvis alle patienter med en bestemt sygdom eller i en bestem aldersgruppe osv. Allerhelst ville man gerne måle på hele populationen de parametre, man er interesseret i. Det kunne f.eks. alle mamma-cancerpatienter eller alle patienter med divertikulitis eller hjertesygdom osv. Man kan være interesseret i at vide hvor mange indlæggelsesdage disse patienter har, hvor mange smerter osv. Ofte er det dog ikke praktisk eller økonomisk muligt at gennemføre sin undersøgelse på alle de patienter man er interesseret i, som potentielt kunne være alle patienter med en given sygdom i Danmark. Derfor udtages en sample – altså en stikprøve.

Ved at applicere den rigtige statistik på ens sample kan man udtale sig om populationen, eksempelvis niveauet af smerter efter en given operation, indlæggelsesdage i forbindelse med pneumoni osv. Ved hjælp af statistikken kan man også give et bud på hvor sikker man er på det man har målt i ens sample. Man kan angive sikkerhedsintervaller på de fleste parametre, såsom gennemsnitligt blodtryk, andelen af patienter der genindlæggelses osv.

Forudsætningen for at ens estimater og sikkerhedsintervaller er valide er at man med god tro kan antage at ens sample er repræsentativ for populationen. Hvis man ønsker at beskrive indlæggelsestiden efter en operation for alle patienter går det selvfølgelig ikke kun at sample patienter over eller under en bestemt alder eller af et bestemt køn.

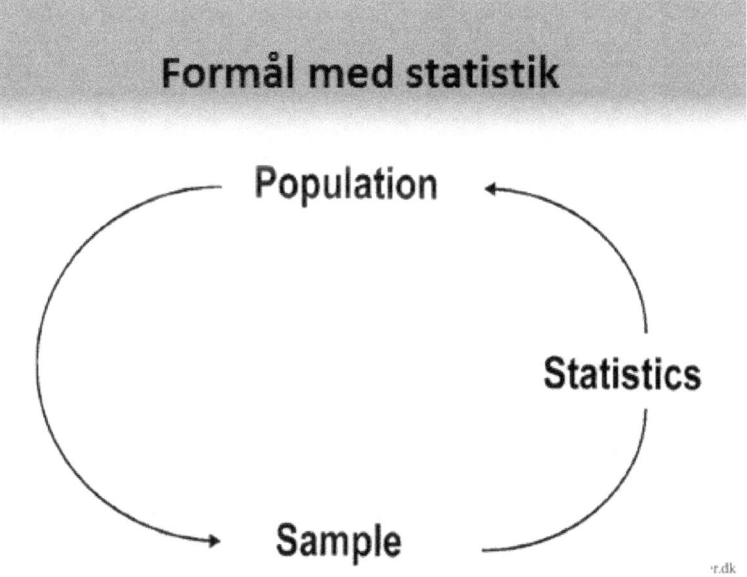

Hvad er data?

Statistik beskæftiger sig med kvantitative data, altså det man kan måle på en skala eller "tælle" i kategorier. Modsætningen til dette er kvalitative studier hvor man analysere individuelle interviews eller fokusgruppe interviews. Her er fokus for analysen selve teksten altså det sagte ord og de meninger, holdninger og følelser der kan tillægges disse. Kvalitative studier kan give svar på forskningsspørgsmål, man aldrig ville kunne måle eller veje sig frem til. Analysen og behandling af kvalitative data er dog uden for denne bogs fokus, der kun beskæftiger sig med kvantitative data.

I kvantitative studier beskæftiger man sig altså med kategorier og skalaer. Nedenfor ses et eksempel på data fra et lille studie. Uanset hvordan man indsamler sin data (papirskemaer, elektroniske skemaer eller udprint fra et blodprøve-svarsystem eller andet), ender alle data i et regneark som det viste. Man kan med fordel bruge lidt tid på at sætte sit dataark rigtigt op fra starten, så man undgår at skulle lave for meget om på et senere tidspunkt. Det følgende er et forslag til opsætningen.

Hvad er data?

ID	Alder	Højde	Vægt	Ryger	Køn	Allokering
01	22	180	80	0	0	1
02	28	.	79	0	1	1
03	35	175	65	0	0	1
04	21	183	750	.	1	2
05	37	190	4	.	1	2
06	30	189	85	.	0	3
07	25	165	60	1	0	3

forskerkurser.dk

I øverste række ses navnet på hver enkelt variabel der er blevet målt. Hver række nedenfor repræsenterer observationerne for én forsøgsperson eller patient. Den første variabel, der ses yderst til venstre er en ID-variabel, hvor forsøgspersonernes ID er angivet med tal. Disse tal kan være tilfældigt givet hver forsøgsperson, man kan også vælge at bruge forsøgspersonernes navne, CPR-numre eller lignende. Det vigtige er at man med sikkerhed kan henføre en række observationer til en specifik forsøgsperson. I de næste kolonner ses variablene alder, højde, vægt, rygestatus, køn og hvilken gruppe de er allokeret til; behandling eller intervention. Det man skal bemærke sig her er, at hver række er én person man har observeret og hver kolonne er en variabel. Det er hensigtsmæssigt altid at sætte sine data op på denne måde, da det så vil kunne læses af de mest almindelige statistikprogrammer så som SPSS, R, SAS, og Stata. Man kan se at variablene køn og allokering er indtastet som 0 og 1. Det letter indtastningen betydeligt at benytte sig af tal, da man undgår at skulle skrive "kvinde" eller "Placebo" mange gange under indtastningen af data. Derudover har de fleste statistikprogrammer lettere ved at analysere data, når det er kodet med tal. Det er selvfølgelig vigtigt at man hele tiden har styr på hvad "0" og "1" koder for.

Datatyper

Overordnet set deles data i to typer. Den ene er såkaldte kategoriske data og den anden er såkaldte kontinuerlige data. Alle observationer eller målinger man laver i et studie hører til én af disse to datatyper.

Kategoriske data

Kategoriske variable inddeles i nominale og ordinale. En nominal variabel er kendetegnet ved, at kategorierne indbyrdes ikke har nogen rangorden. Det kan være f.eks. Være øjenfarve hvor man kan have observeret at forsøgsdeltagerne havde kategorierne blå, grønne eller brune i variablen øjenfarve. Typer af behandling er også et eksempel på en kategoriske variabel. Det kunne eksempelvis være skopitype med kategorierne gastroskopi, sigmoideoskopi eller koloskopi. I en nominel kategorisk variabel er der ikke nogen rangorden. Det er ikke sådan at den ene øjenfarve rangerer over en anden, eller at de forskellige typer af skopier kan siges at rangordnes på en bestemt måde. Hvis kategorierne kan rangordnes, på en utvetydig måde, er der tale om en ordinal kategorisk variabel. Et klassisk eksempel på en kategorisk ordinal variabel er asa-score, som kategoriseres fra 1-5. Der er helt tydeligt en rangorden imellem de forskellige asa-scorer. Patienter i asa-klasse 1 har det bedre end 2 som har det bedre end 3 osv. Det der er vigtigt at bemærke sig er, at man ikke kan sige "hvor langt" der er imellem to asa-klasser. Det er ikke sådan at en asa-klasse 3 er 3 gange dårligere end asa-klasse 1. Et andet eksempel på en kategorisk ordinal variabel ser man tit i diverse kundeundersøgelser på nettet. Det kan eksempelvis være et skema hvor man skal angive hvor enig man er med et udsagn. Eksempelvis: "ekspedienten kunne svare på mine spørgsmål vedrørende produktet" og så har man følgende svarmuligheder: meget uenig, uenig, hverken eller, enig og meget enig. Der en tydelig rangorden blandt svarmulighederne, men der ikke en fast defineret afstand imellem kategorierne. Derfor skal man selvfølgelig være varsom med at udregne et gennemsnit, på ordinale kategoriske variable.

Kategoriske data

* Dikotom/binær (to kategorier)
  – Død/levende

* Nominal (flere kategorier)
  – Skopitype (gastroskopi, sigmoideoskopi, koloskopi)
  – Øjenfarve

* Ordinal (rang ordnet)
  – ASA klasse (I, II, III, IV, V)
  – God, bedre, bedst

forskerkurser.dk

En lidt speciel, men ofte benyttet kategorisk variabel er den dikotome eller binære variabel, hvor variablen kun kan antage to forskellige værdier. Det kan være en variabel der indikere om patienten er i live. Denne variabel vil kun kunne antage værdierne død eller levende. En anden dikotom variabel er rygestatus, hvor patienterne kan kategoriseres som rygere eller ikke ryger. Vælger man at opdele sin sample i aktive rygere, tidligere rygere og aldrig rygere, er der dog ikke længere tale om en dikotom variabel, men nærmere en ordinal kategorisk variabel. Dikotome variable er specielt interessante, fordi man har mulighed for at lave en logistisk regression hvis det primære outcome er dikotomt.

Kontinuerte data

De kontinuerlige data eller kontinuerlige variable er variable hvor det umiddelbart giver mening at udregne gennemsnit, spredning osv. I princippet skal en kontinuerlig variabel kunne antage alle værdier fra minus uendeligt til plus uendeligt, men i praksis og specielt i biologien er dette ikke (aldrig) tilfældet. Eksempler på kontinuerlige variabler kan være alder, vægt, operationstid, blodtryk, smertescore 0-100, crp, hæmoglobin osv. Kontinuerte variable kan måles på en skala og det vil være sådan at værdien 3 vitterlig er 3 gange større end værdien 1. Samtidig vil der være ligeså langt fra 10 til 20, som fra 110 til 120. Vælger man at opdele sin kontinuerte variabel i kategorier har man lavet den om til en ordinal kategorisk variabel. Det kunne eksempelvis være at man i stedet for at angive forsøgspersonernes alder i år, i stedet angav alderen i tiårs intervaller. Man skal være opmærksom på at man mister præcision i sine målinger, men der kan være situationer hvor det er hensigtsmæssigt. Så vidt muligt bør man registrere sine variable så præcist som muligt når man samler data ind, da det er meget let at lave en kontinuert variabel om til en ordinal kategorisk og nærmest umuligt at gå den modsatte vej.

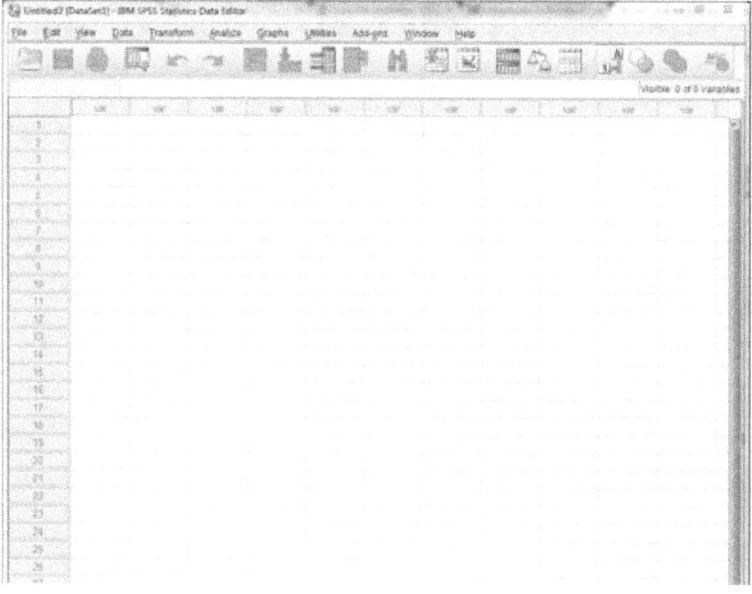

SPSS vinduer og kategorisering af variable

Her ses et spss-vindue, før man har indtastet data. Læg mærke til at variablerne endnu ikke er angivet/defineret, men der står var over hver kolonne. Observationer fra hver enkelt forsøgsperson bør skrives ind i hver række, med én række for én forsøgsperson. Nederst i billedet ses knapperne data view og variable view.

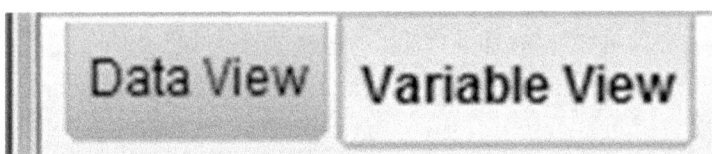

Disse knapper bruges til at skifte imellem det vindue hvor man har sine data indtastet og det vindue hvor man har sine variable defineret.

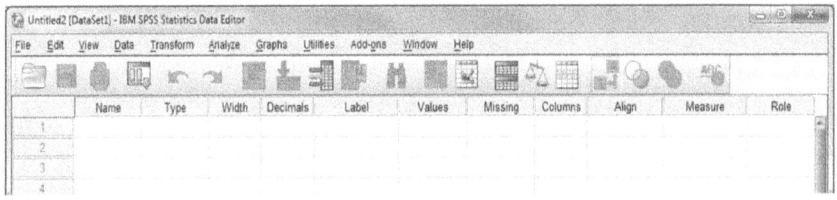

Her er der skiftet over til variable view. I den kolonne, hvor der står measure, kan man vælge, hvilken type data der er tale om.

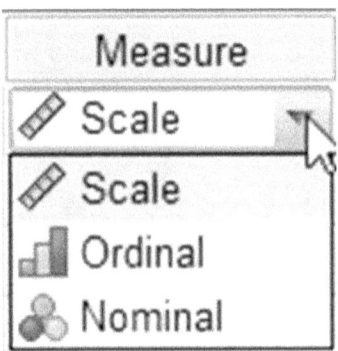

Som det ses her skelner spss imellem 3 typer af data. Første type som er scale er det man kalder for kontinuerte data. Alle ens kontinuerlige målinger eller variable skal altså kategoriseres under scale. Det kan være ting som smertescoring på en vas-skala, højde, alder osv. Er der tale om kategorisk variabel, så skal det besluttes om der er tale om ordinal eller nominal variabel. En ordinal variabel er netop kendetegnet ved at være ordnet, hvilket også ses af symbolet og den nominale variabel er kendetegnet ved at der er tale om kategorier uden individuel rangorden.

Afbildning af data

Når man har tastet sin data ind er det en god idé at få en fornemmelse af data. Det kan man gøre ved at lave simple figurer og på denne måde "tegne data".

Kategoriske data kan afbildes på flere forskellige måder. Det er altid en god idé at få sig et overblik over sine data før man begynder at analysere. De kategoriske data kan afbildes ved at lave et søjlediagram eller et cirkeldiagram. Har man få kategorier, således at det er nemt at overskue, kan man vælge at tabulere sine data, altså sætte dem op i en tabel. På denne måde kan man hurtigt skabe sig et overblik over hvad variablen indeholder og hvordan ens observationer er fordelt i de forskellige kategorier. Hvor mange procent er kvinder, hvor mange af mændene havde overforbrug alkohol osv.

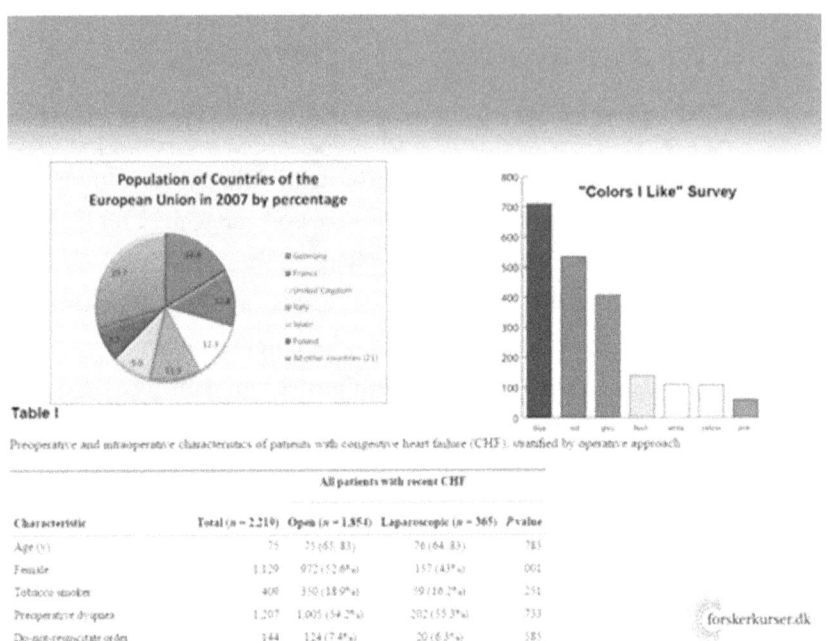

Her ses et eksempel på forskellige måder at afbilde kategoriske data. Øverst til venstre ses et lavkagediagram eller pie chart. Dette pie chart viser fordelingen af den europæiske population på forskellige lande hvor land er en kategorisk variabel. Til højre ser man et søjlediagram, der viser de foretrukne farver blandt en gruppe af personer. Nederst i billedet ses en tabel, hvor man kan se f.eks. Hvor mange kvinder der var i studiet, hvor mange der røg og hvor mange der havde præoperativ dyspnø. Man beslutter selv hvordan man præsentere sine data. Man kan evt. Prøve alle tre for at få et overblik.

Ligesom de kategoriske data er det også en god idé med kontinuerlige data, at forsøge at få et overblik over data før man begynder analysen. Vælger man at tegne er der flere muligheder når det drejer sig om kontinuerlige variable. Man kan eksempelvis lave et histogram, et scatter plot eller et box plot. En lidt ældre metode som sjældent ses, men som er god at kende til er det såkaldte stem and leaf diagram.

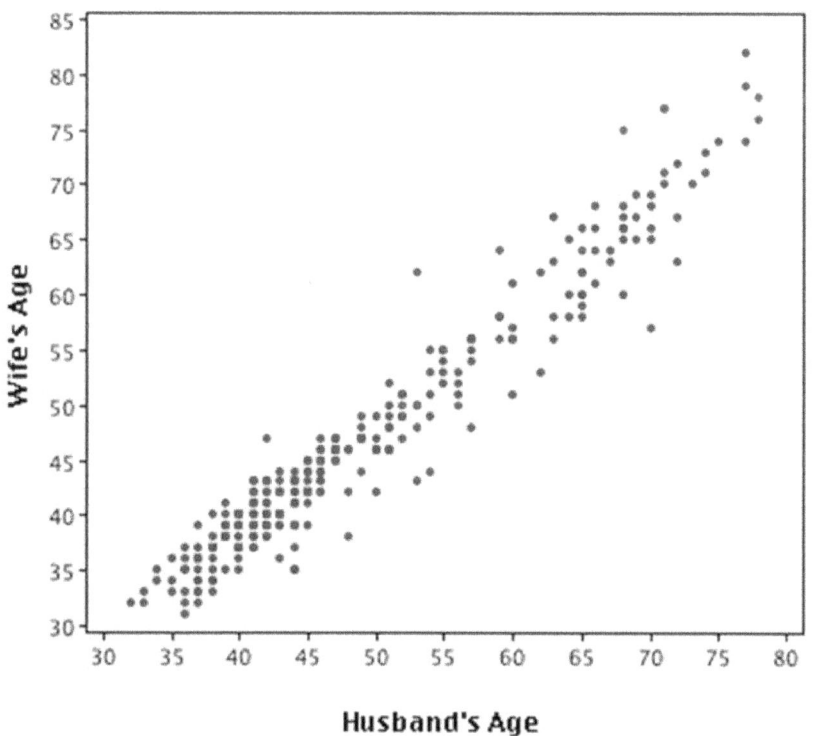

Her ses et scatter plot. Et scatter plot bruges til at vise sammenhængen mellem to kontinuerlige variable. Hver prik i scatter plottet repræsenterer observationen for én person. I dette tilfælde kan man se sammenhængen mellem mandens og kvindens alder i et parforhold og det ser ud til at der er en sammenhæng mellem de to variable, det ser ikke ud til at punkterne ligger helt tilfældigt fordelt. Det ser altså ud til at yngre mænd er gift med yngre kvinder og ældre mænd med ældre kvinder. Dette histogram er måske en særlig sample, da man ikke ser mange outliers – altså eksempelvis ældre mænd med yngre kvinder eller yngre mænd med ældre kvinder.

stem	leaf
0	1, 1, 2, 2, 3, 4, 4, 4, 4, 5, 8
1	0, 0, 0, 1, 1, 3, 7, 9
2	5, 5, 7, 7, 8, 8, 9, 9
3	0, 1, 1, 1, 2, 2, 2, 4, 5
4	0, 4, 8, 9
5	2, 6, 7, 7, 8
6	3, 6

Key: 6 | 3 = 63 years old

Her ser man det såkaldte stem and leaf diagram. Det er en måde at vise hvor mange observationer (personer), der er i hvert interval. Dette stem and leaf diagram viser aldersfordelingen for deltagere i et studie. Stem and leaf diagrammet skal læses således, at under stem har man i dette tilfælde 10-tals operator og til højre har man så entals-operatoren. Dvs. At man kan se på første linje, at der var to person der var 1 år (0+1) og to personer der var 2 år osv. Man kan også se, at der var én person der var 63 år og én person der var 66 år. Stem and leaf diagrammet er en relativt hurtig måde at få sig et overblik over fordelingen af data. Ud fra dette stem and leaf diagram kan man se, at størstedelen af deltagerne i studiet er under 30 år og at aldersspændet går fra 1 år til 66 år. Stem and leaf diagrammet minder om et histogram, der er blevet "lagt" ned.

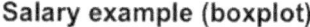

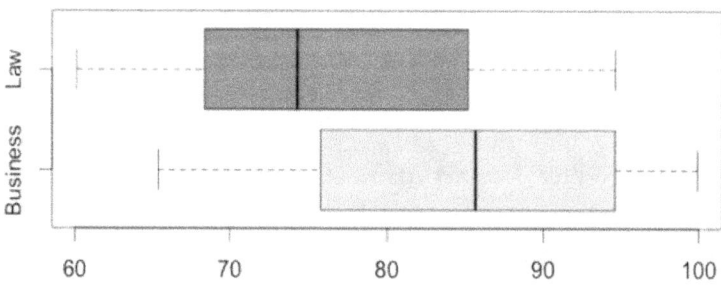

Her ses et box plot. Her har man afbildet lønnen for henholdsvis "business folk" og advokater. Typisk har box plottet en streg i midten, der angiver medianen eller mean-værdien (gennemsnittet). Den udfyldte boks kan angive kvartilerne og de to lange tynde streger, som kaldes whiskers, angiver ofte 95 % percentilen, men kan også være fra minimum til maksimum eller en anden værdi. Det er altså vigtigt når man ser et box plot at læse figurteksten for at afklare hvad henholdsvis midter-stregen, boxen og whiskers repræsentere. I nogle boxplots vil man også se enkelte punkter udenfor whiskers, som angiver de observationer der ligger udenfor whiskers. Boxplot er gode til at sammenligne to eller flere grupper med hinanden. Af eksemplet her ser det ud til at businessfolk i gennemsnit tjener mere end advokater, men at der samtidig er et stort overlap. Man kan ikke ud fra dette plot vurdere hvorvidt der er statistisk forskel mellem grupperne, da der er så stort et overlap. Det må man teste med statistiske tests.

Den sidste måde at "tegne" kontinuerlige data der gennemgås her er histogrammet. Her ses alle observationer fra et studie. Umiddelbart er det svært ud fra talrækken at vurdere hvordan data fordeler sig og hvor gennemsnittet af data er placeret.

140 145 160 190 155 165 150 190 195 138 160 155 153 145 170 175 175 170 180 135
170 157 130 185 190 155 170 155 215 150 145 155 155 150 155 150 180 160 135 160
130 155 150 148 155 150 140 180 190 145 150 164 140 142 136 123 155
140 120 130 138 121 125 116 145 150 112 125 130 120 130 131 120 118 125 135 125
118 122 115 102 115 150 110 116 108 95 125 133 110 150 108

For at få et overblik over hvordan data fordeler sig, kan man vælge at indtegne alle observationerne på en skala. På denne måde kan se hurtigt se hvor stort et spænd der er (højeste og laveste observation) og man kan få et indtryk af hvor på skalaen de fleste observationer ligger.

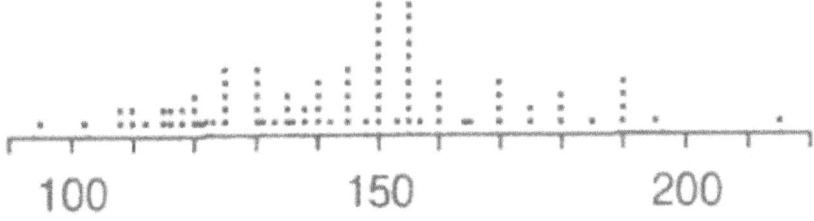

Vælger man så at inddele sin skala i intervaller, som man selv vælger, og tegner højden på hver enkelt søjle svarende til hvor mange der ligger i det pågældende interval, får man et histogram.

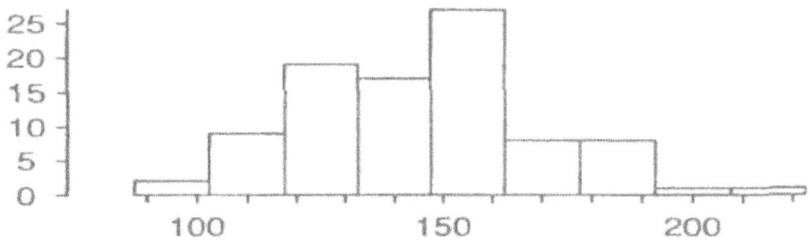

Her er det ret tydeligt ud fra histogrammet at se, hvorledes data fordeler sig. Det ser umiddelbart ud til, at gennemsnittet nok ligger omkring 150 og at område 110 til 190 vil indeholde størstedelen af observationerne (95 % normalområde). Histogrammet kan altså bruges til at skabe et hurtigt overblik og har man flere grupper er det en god idé at tegne histogrammer for hver gruppe for at sammenligne og få et indtryk af om der er overlap mellem grupperne eller om de adskiller sig fra hinanden grafisk set. I de senere kapitler vendes der tilbage til histogrammet for at diskutere normalfordeling, konfidensintervaller og valg af parametriske eller non-parametriske tests.

Centrum af data

På dansk har man begrebet gennemsnit. En gennemsnitsværdi er et udtryk for hvor centrum af data er placeret. Ordet gennemsnit er dog ret upræcist ligesom det engelske average og angiver ikke om der er tale om mean-værdien eller median-værdien. Derfor bør man altid i statistisk og videnskabelig sammenhæng tydeligt angive, om man taler om mean eller median. En mean værdi er det man normalt kender som gennemsnittet. Man lærer tidligt i skolen at udregne et gennemsnit ved at lægge alle værdierne sammen og så dele med antallet af observationer i statistik betegner man dette som mean.

Centrum af data

- **Gennemsnit, average** - upræcist
- **Mean:** $\dfrac{x_1 + x_2 + x_3 \ldots + x_n}{n}$
- **Median (den midterste)**

$$3 \quad 5 \quad 7 \quad 7 \quad 38$$

Medianen kan være lig mean, men er ofte en lille smule forskellig hvis ikke meget forskellig. Medianværdien er den "midterste værdi", når man har sorteret sine data fra højeste værdi til laveste værdi. Eksempelvis kan man have følgende fem observationer: 3,5,7,37 og 67.

Den midterste observation, altså medianen, er i dette eksempel 7. Man kan også se, at en af observationerne har en værdi på 67, der vil trække meanværdien et godt stykke op over 7. Meanværdien bliver $((3+5+7+37+67))/5=119/5=23,8$. Der er altså stor forskel på mean og median i dette eksempel. Medianen siges at være mere "solid" end mean.

I ovenstående eksempel ændres median-værdien ikke, uanset hvor stor den højeste værdi bliver eller hvor lille eller negativ den mindste værdi bliver. Hvis den højeste værdi i stedet havde været 670 havde medianværdien stadig været 7, men meanværdien ville være blevet trukket endnu højere op.

En anden måde at betragte median-værdien er også at se den som den værdi, hvor præcis halvdelen af observationerne har en lavere værdi og præcis halvdelen af observationerne har en højere værdi. Derfor bruges medianen ofte når man ser på indkomstopgørelser for en befolkning, da det siger noget om hvor "midten" af data er, uanset om der bor en milliardær i kommunen eller ej.

Hvorvidt man vælger at angive median eller mean-værdi afhænger af datas fordeling. Som tommelfingerregel bruges meanværdien når data er normalfordelt og median og mean er ca. Lige store, hvorimod medianværdien bruges når man enten meget høje eller lave observationer med i sit datasæt og/eller data ikke er normalfordelt. Hvis histogrammet ser klokkeformet ud giver oftest mest mening at angive mean-værdien, men er histogrammet forskudt enten den ene eller den anden vej giver det mere mening at angive medianværdien.

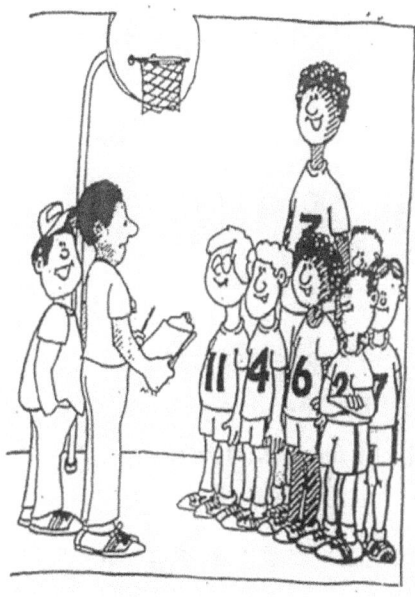

Hvorvidt man angiver median eller mean kan også bruges strategisk. Her et basketball hold der skal ud at spille kamp. Det er tydeligt at se, at de fem små spillere er lige høje og der er en enkelt spiller, der måske har gået skolen om, som er meget høj. Vil man gerne skræmme sin modstander vil man måske vælge at angive holdets mean-værdi da den høje spiller vil trække den uforholdsmæssigt højt op, men ønsker man måske at overraske sine modstandere, kan man vælge at angive medianværdien, da den vil være den midterste observation og altså én af de lave drenge.

Spredning og fordeling

Spredningen angiver hvor langt data er spredt fra centrum, altså mean-værdien, eller median-værdien. Spredningen angiver man normalt ved hjælp af standarddeviationen eller en range (oftest fuld range eller interkvartil range). Fordelingen derimod angiver hvordan data er spredt omkring centrum og her vil man ofte vælge at vise det grafisk.

Spredning og fordeling

- Spredningen: angiver *hvor meget* data er spredt fra centrum (mean,median)
  - Standarddeviation eller Interquartile range

- Fordeling: angiver *hvordan* data er spredt omkring centrum
  - Grafisk

forskerkurset.dk

Spredningen kan beregnes og angives som standarddeviationen (SD). Standarddeviationen er ofte angivet som det græske bogstav σ. SD angiver den gennemsnitlige spredning af data omkring mean. Et andet begreb man ofte støder på er varians. SD hænger sammen med variansen således at $\sqrt{variansen}$ = sd eller sd^2 = variansen. Grunden til at man oftest angiver standarddeviation og ikke varians skyldes, at standarddeviationen har samme enhed som det man har målt. Altså, har man målt blodtryk i mmHg, så har både mean-værdien og SD samme enhed, altså mmHg. Det gør tolkningen en del lettere.

Standarddeviationen

$$2, 4, 4, 4, 5, 5, 7, 9 \qquad \frac{2 + 4 + 4 + 4 + 5 + 5 + 7 + 9}{8} = 5$$

$$(2 - 5)^2 = (-3)^2 = 9$$
$$(4 - 5)^2 = (-1)^2 = 1$$
$$(4 - 5)^2 = (-1)^2 = 1 \qquad \sqrt{\frac{9 + 1 + 1 + 1 + 0 + 0 + 4 + 16}{8}} = 2$$
$$(4 - 5)^2 = (-1)^2 = 1$$
$$(5 - 5)^2 = 0^2 = 0$$
$$(5 - 5)^2 = 0^2 = 0$$
$$(7 - 5)^2 = 2^2 = 4$$
$$(9 - 5)^2 = 4^2 = 16$$

forskerkurser.dk

Øverst til venstre ses observationerne fra et lille studie. Her har man observationer med værdierne 2,4,4,4,5,5,7 og 9. Disse otte observationer har en meanværdi, der udregnes ved at lægge alle værdierne sammen og dele med otte. Dermed bliver mean altså 5. Meanværdien skal man så bruge for at beregne de enkelte observationers afstand til den overordnede meanværdi. Som man kan se, af første række her, udregner man hvor langt den første observation (2) ligger fra meanværdien 5. Det udregnes ved at trække observationens værdi fra datasættes meanværdi. Det giver så -3. For at få alle værdierne til at være positive vælger man at kvadrere -3 altså -3^2. Det er vigtigt, at man får positive værdier for alle disse udregninger da man ellers vil risikere at ende med tallet 0, hvis der er lige mange observationer over og under datasættes meanværdi og de ligger lige så langt fra denne. Når man så har udregnet den kvadrerede afstand til meanværdien for alle sine observationer, så lægger man dem sammen som man kan se til højre, deler med antallet af observationer som var 8 og tager kvadratroden af det hele, netop fordi hver enkelt observation var kvadreret og så kommer man til

SD. I dette tilfælde er SD = 2. Man kan tolke det således at observationernes mean afstand til datasættes mean er 2, eller at observationerne i gennemsnit ligger 2 enheder fra det overordnede gennemsnit.

I sin tabel eller i sin artikel kan man så angive at mean = 5 og SD = 2. SD er interessant og vigtig, da den kan bruges til at udregne normalområder og konfidensintervaller, samt bruges i en række statistiske tests. Mean og SD bør, som tidligere nævnt, primært bruges i sammenhænge hvor fordelingen på histogrammet er klokkeformet altså normalfordelt.

Er data ikke pænt klokkeformet på histogrammet, måske fordi man har enkelte ekstreme værdier i sit datasæt, kan man i stedet vælge at bruge range eller interkvartil range. Range er den mest simple og er blot en angivelse af højeste og lavest værdi. I eksemplet fra før, hvor den lavest værdi er 2 og den højeste er 9, er range altså fra 2 til 9. Interkvartil range er lidt mere kompliceret, men indebære ingen beregninger. En kvartil indeholder en fjerdedel af observationerne. Den nederste eller første kvartil indeholder altså fra den laveste værdi til den laveste fjerdedel af værdierne. En interkvartil range går fra de laveste 25 % til de laveste 75 % af værdierne. Man kan altså direkte observere den interkvartile range ved at kigge på rækken af tal og skal ikke lave beregninger. Har man eksempelvis 100 observationer starter man med at sortere dem fra lavest til højest. Derefter finde man observationen med 25nde lavest værdi, værdien for denne observation er så den nederste grænse i interkvartil range. Dernæst finder den 25nde højeste værdi. Dette vil så være den øvre grænse i interkvartil range. Det er hensigtsmæssigt at benytter range eller interkvartil range, når data ikke er pænt klokkeformet.

Spredning

- Interquartile range

  – Datasæt inddeles i fire lige store områder:

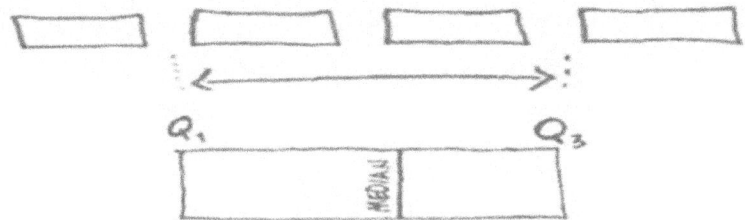

forskerkurser.dk

Mean, median, SD og kvartiler i SPSS

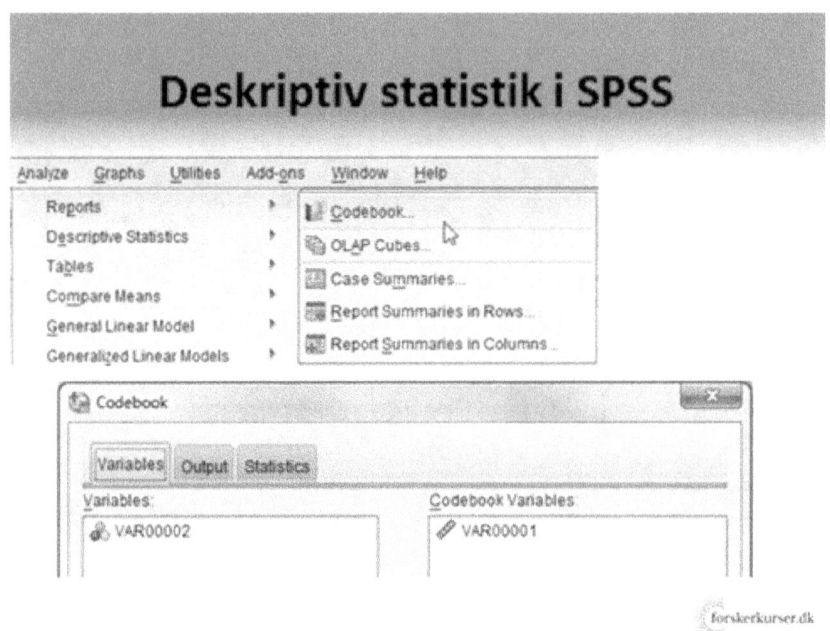

Både i variable view og i ens output vindue har man øverst en række menuer og den menu man skal bruge her hedder analyze. Under analyse finder man reports, herunder vælger man code book. Code book bruges også af programmer som SAS og Stata og er en kommando der kan bruges til at undersøge indholdet af en variabel. Når man klikker på code book får man et nyt vindue op, som har tre faneblade. På det første faneblad vælger man hvilke variabler man ønsker at undersøge, i dette tilfælde variablen VAR 0001. Før man trykker OK skal man videre til fanebladet Statistics.

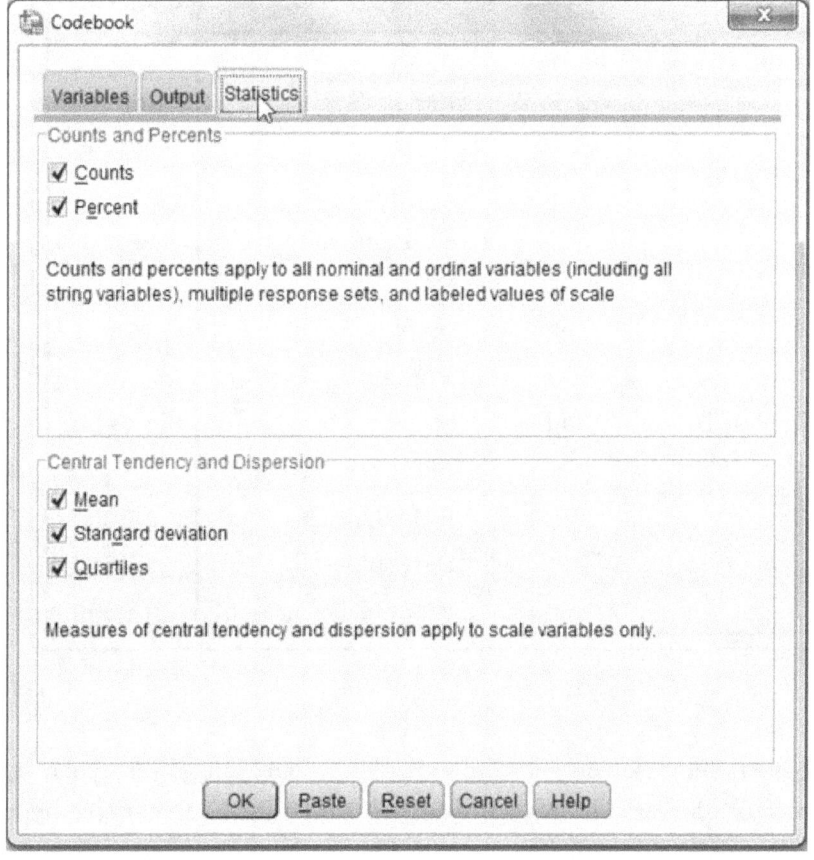

Under statistics skal man så klikke af hvilke oplysninger man ønsker. Øverst kan man vælge count eller percent, som dog kan bruges når man har en kategorisk variabel. Nederst kan man vælge mean, standarddeviation og kvartiler, som bruges når man har en kontinuerlig variabel. I dette tilfælde er det hele klikket af, og man kan trykke OK. I output-vinduet ser man følgende.

VAR00001

		Value
Standard Attributes	Position	1
	Label	<none>
	Type	Numeric
	Format	F8.2
	Measurement	Scale
	Role	Input
N	Valid	1
	Missing	0
Central Tendency and Dispersion	Mean	1,0000
	Standard Deviation	.
	Percentile 25	1,0000
	Percentile 50	1,0000
	Percentile 75	1,0000

Tabellen her viser noget om variablen. Man kan se at typen er numerisk, der er tale om en skala og under N kan man se, hvor mange valide indtastninger der er og hvor mange missing data (altså manglende data der er). I eksemplet her er der kun 1 indtastning med værdien 1. Derfor bliver alle percentiler og mean-værdien til 1. Bemærk at SPSS ikke skriver median nogen steder, da medianen er lig med 50 procents percentilen, Percentile 50. Der er heller ikke udregnet en standarddeviation i dette eksempel, da det ville kræve flere observationer. Bemærk at Code Book ikke kan bruges til at sammenligne flere grupper, men blot kan give et indtryk af datasættet som helhed.

Fordeling

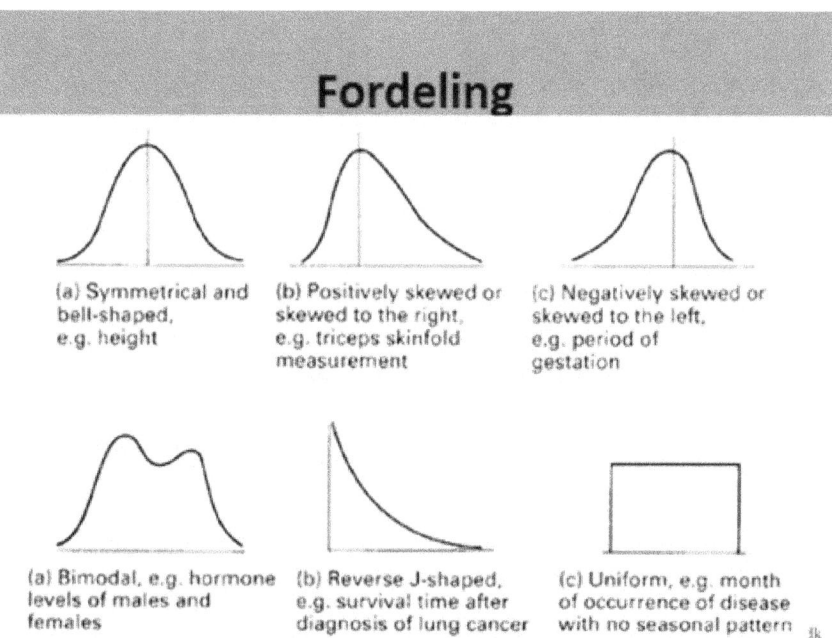

Fordeling

(a) Symmetrical and bell-shaped, e.g. height

(b) Positively skewed or skewed to the right, e.g. triceps skinfold measurement

(c) Negatively skewed or skewed to the left, e.g. period of gestation

(a) Bimodal, e.g. hormone levels of males and females

(b) Reverse J-shaped, e.g. survival time after diagnosis of lung cancer

(c) Uniform, e.g. month of occurrence of disease with no seasonal pattern

Fordelingen af data vurderes bedst grafisk. Her ses eksempler på forskellige histogrammer fra forskellige studier. Det er tydeligt at se, at data kan fordele sig på mange forskellige måder. Det første histogram viser en pæn symmetrisk klokkeformet kurve, den såkaldte normalfordeling eller Gauss fordeling. Den næste viser at data er forskudt og her taler man om at kurven er højre-forskudt. Når man taler om højre eller venstre-forskudt, er det altid "halen" man taler om. Det ses at denne fordeling har en hale mod højre og er dermed højre-forskudt. Den næste er derimod venstre-forskudt. Har man en lang hale enten til højre eller venstre, skal man overveje, om data bedst beskrives med en mean og standarddeviation eller måske hellere med en median og range eller interkvartil range. I nederste linje ses 3 andre fordelinger, hvoraf den første er en såkaldt bimodal fordeling. Her ses at der er en peak i den første del af datasættet og en peak i den sidste del af sættet. Et eksempel på en sådan fordeling kunne være forekomsten af lyskebrok i den danske befolkning.

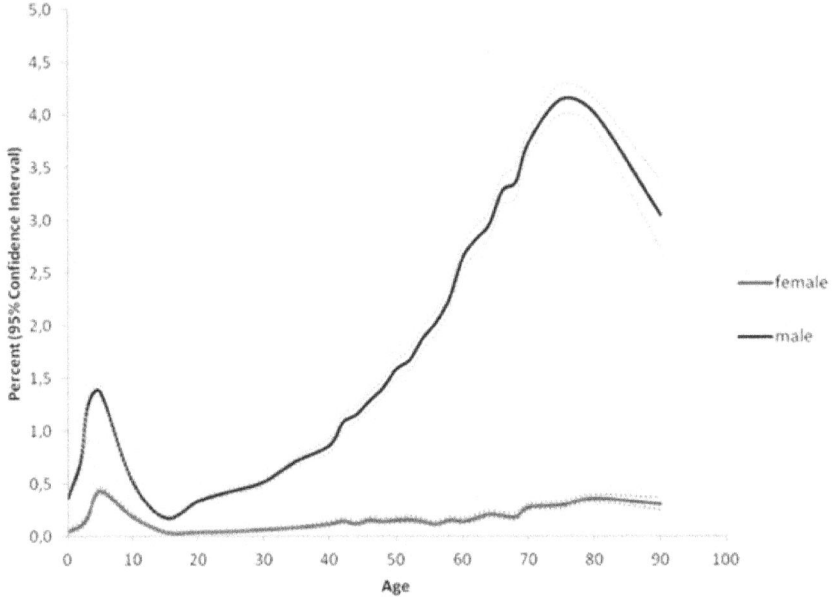

Det er tydeligvis, at der er en peak for de små børn, som får eller har lyskebrok, så falder forekomsten fra 10-års alderen til 18-20-års alderen, hvorefter den stiger stødt igen og peaker omkring 60-70-års alderen.

Den næste figur (b) viser en stærk aftagende kurve, hvor det meste af data ligger omkring værdien nul. Det kunne f.eks. være nogle blodprøvemålinger, hvor det er unormalt at have høje værdier men meget normalt at have umålelige eller lave værdier. Den sidste viser en fordeling hvor der er lige mange observationer i alle intervaller og dette kunne f.eks. være karaktergennemsnittet for optagende på medicinstudiet, hvor alle sandsynligvis har et gennemsnit mellem 11 og 12.

Normalfordeling

En normalfordeling er kendetegnet ved, at data er ligeligt fordelt omkring mean, altså der er lige så meget data over mean, som under mean. Derudover skal data være klokkeformet på et histogram, med størstedelen af data omkring mean-værdien og så mindre og mindre af data henholdsvis jo længere man kommer over og under mean-værdien. Når data er normalfordelt så har mean og standarddeviationen helt specielle egenskaber, som gennemgås i det følgende.

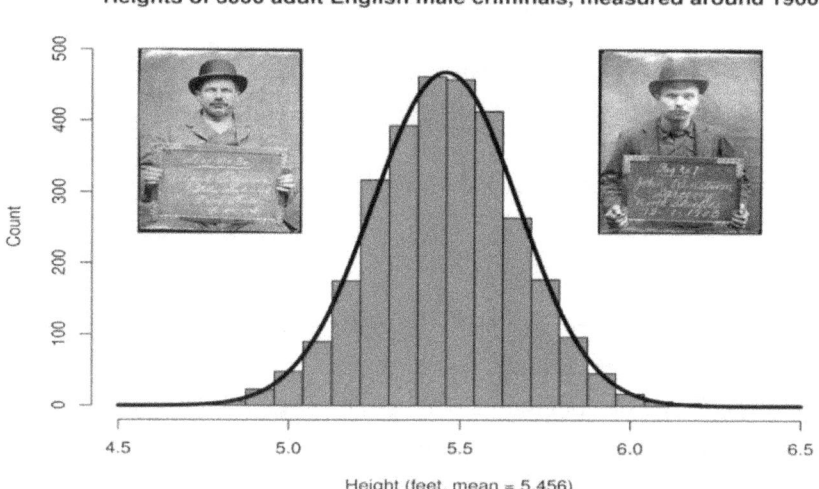

Heights of 3000 adult English male criminals, measured around 1900

Normalfordelingen har været kendt gennem mange år, og her ses et af de mest klassiske eksempler på normalfordeling. Dette er højden for 3.000 engelske kriminelle, og det ses, at deres højde indtegnet på et histogram er pænt klokkeformet og at der ser ud til at være lige meget data over og under den midterste værdi. Det er sjældent (næsten aldrig) at histogrammet bliver fuldstændig glat, da det jo netop er kendetegnet ved at være bygget op af større eller mindre intervaller. Dermed fremkommer det takkede udseende. Jo flere observationer og jo mindre intervaller man deler histogrammet op i, jo pænere bliver klokkeformen som regel. På figuren ses også at der er indlagt en "perfekt normalfordeling", som histogrammet meget pænt følger.

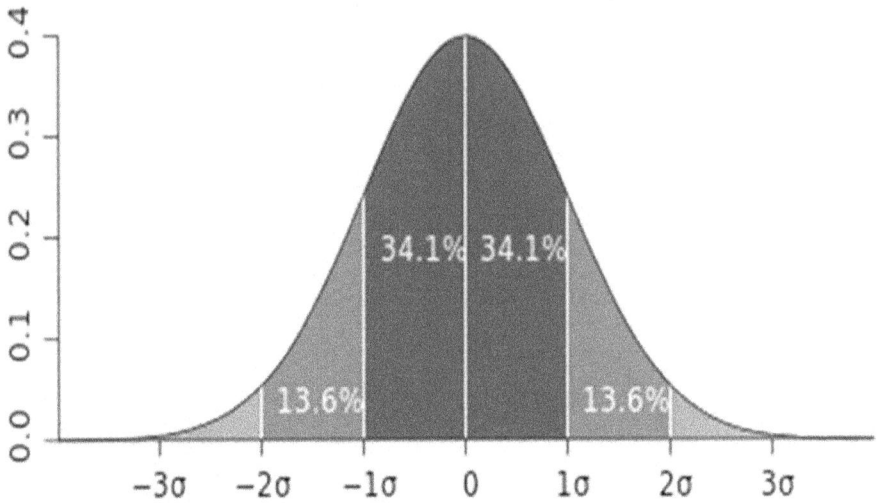

Her er der vist en "perfekt" normalfordeling. Det ses, at denne fordeling af data har en mean på 0, og så er der indtegnet -1, -2, -3 og +1, +2. +3 standard deviationer fra mean. Hvis man lægger tallene sammen vil man se, at 95 % af data befinder sig fra -2 standard deviationer til +2 standard deviationer fra mean. Det gør altså, at såfremt data er normalt fordelt vil man som læser af en videnskabelig artikel kunne danne sig et klart indtryk af hvordan data er fordelt ved blot at kigge på mean og standard deviationen. Læser man eksempelvis, at alderen i interventionsgruppen var mean(SD) 30(7) år, så kan man som læser gå ud fra at de yngste deltagere var ca. 30-(2x7)=16 år og at de ældste deltagere var ca. 30+(2x7)=44 år. Dette gælder selvfølgelig kun hvis data er normalfordelt, men det bør det være, såfremt forfatteren har valgt at angive mean og SD. Alternativt bør man som forfatter vælge at angive median og range eller interkvartil range.

Hvorvidt ens data er normalt fordelt er vigtigt at finde ud af, da det har afgørende betydning for dels afrapportering og dels de statistiske tests man vælger til at undersøge data med. Den bedste vurdering af normalfordelingen fås ved inspektion. Dels kan man inspicere histogrammet og se om det ser pænt og klokkeformet ud men lige så vigtigt er det at inspicere et QQ-plot.

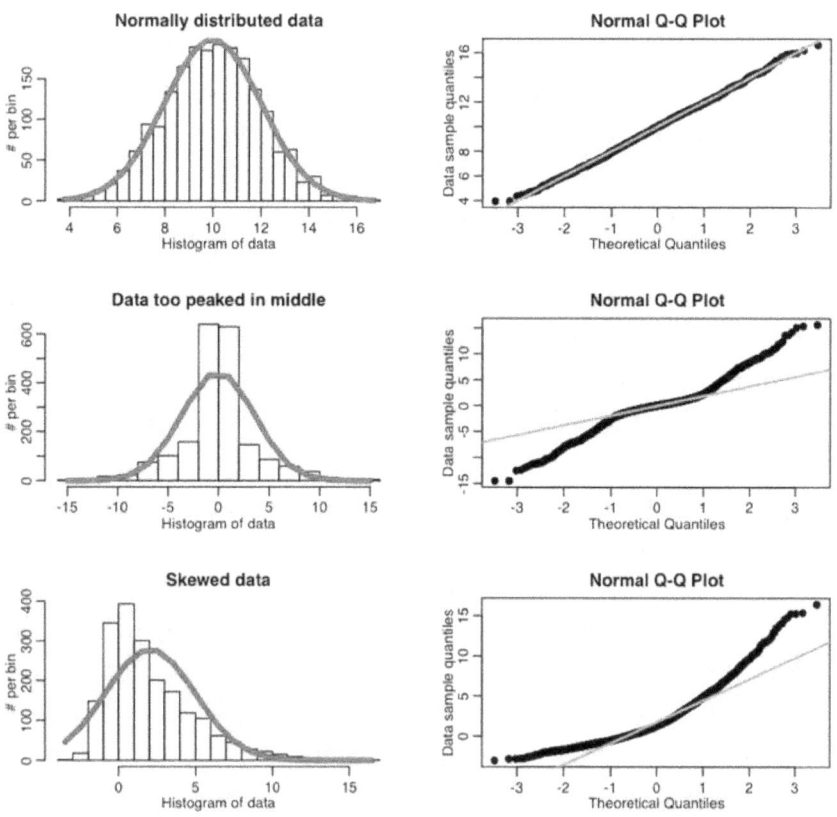

I eksemplet ses her tre histogrammer, hvoraf kun det første er normalfordelt. Det ses, at histogrammet pænt følger den "perfekte normalfordeling" (den røde kurve) og at også QQ-plottet er en helt ret linje. QQ-plottet er en måde at plotte hver enkelt observation på. Ud af X-aksen har man den teoretiske fordeling og op ad Y-aksen har man den observerede fordeling. Den rette linje der er indtegnet på QQ-plottet viser hvor observationerne burde ligge, såfremt data er normalfordelt.

Statistikprogrammet har dernæst taget hver observation fra studiet og plottet ind, hvor observationen skulle ligge teoretisk (X-aksen), såfremt data var normalfordelt og hvor den så ligger observeret (Y-aksen). Er data så normalfordelt, så vil alle punkterne ligge på en ret linje. I histogrammet i midten ses at man har meget data samlet lige omkring gennemsnittet og så flader det meget hurtigt ud. Det indtryk kan man måske få allerede ved histogrammet, men det er helt tydeligt når man observerer QQ-plottet at data afviger fra en normal fordeling. Der er pæn normalfordeling lige omkring mean (punkterne ligger på linjen) men i hver ende afviger det en del fra normalfordelingen, kendetegnet ved at punkterne ligger henholdsvis over og under linjen. I det sidste histogram ser man et højre-forskudt histogram, hvor halen på data ligger mod højre. I QQ-plottet giver dette sig udtryk som en U-formet kurve. Var data forskudt mod venstre, så ville man få et omvendt udseende QQ-plot, hvor man ville tegne en bue opad frem for denne bue nedad. Vurdering af histogrammer og QQ-plot kræver øvelse, og det anbefales at rådfører sig med en erfaren kollega når man vurderer om data er normalfordelt.

Normalfordeling - test

- **Visuelt** – anbefales
  - Histogram (søjle diagram)
  - QQ-plot

- **Tests – meget (for)** følsomme
  - Kolmogorov-Smirnov test
  - Shapiro-Wilk test
  - Skewness and kurtosis
  - D'Agostino-Pearson test

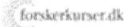

forskerkurser.dk

Når man skal teste for normalfordeling eller undersøge normalfordelingen er der overordnet set to muligheder: man kan vælge enten at gøre det visuelt som er det der anbefales af mange statistikere og som også anbefales her, men der findes også en række tests for om data er normalt fordelt. Disse tests, som har meget flotte navne, er dog ofte (for) følsomme for afvigelser fra normalfordelingen, og det har vist sig, at normalfordeling-antagelsen ikke er så vigtig som man tidligere har troet. De fleste statistiske tests er robuste nok til at kunne tåle små afvigelser fra normalfordelingen. Derfor anbefales det at observere og undersøge data ved hjælp af et histogram og QQ-plot, og ser det nogenlunde pænt ud med en nogenlunde klokkeform og nogenlunde lige linje, så kan man roligt antage, at normalfordelingsantagelsen er opfyldt, og at man kan bruge den gren af statistikken hvor normalfordelingen er vigtig.

Histogram i SPSS

Når man skal undersøge, om data er normalfordelt ved hjælp af SPSS kan man vælge at lave både histogrammer og QQ-plots samt de før omtalte tests. Man starter med analyse, dernæst descriptive statistics og dernæst explore.

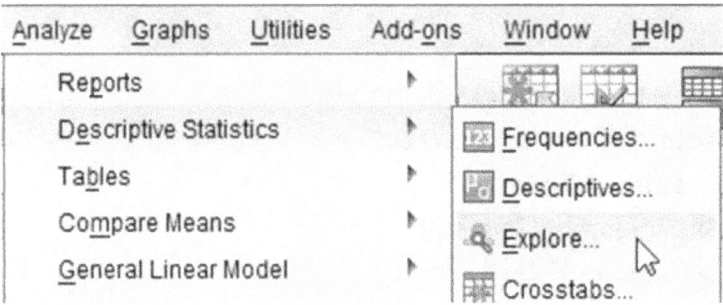

Explore-vinduet har en lang række muligheder hvor kun det vigtigste nævnes her. Man indsætter den variabel, her alder i det felt der hedder Dependent list. Det er den variabel man ønsker at undersøge. Hvis man ønsker at dele data op, eksempelvis på køn eller efter hvilken behandling forsøgspersonerne har fået kan man sætte den variabel man ønsker at dele med ind i Factor List.

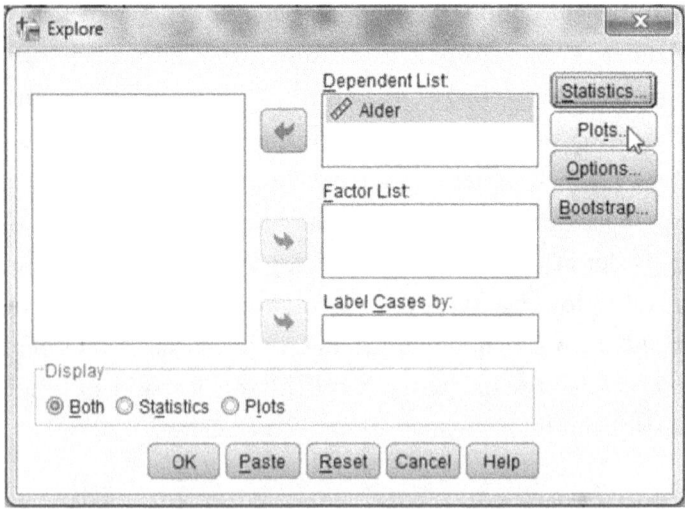

Så kan man vælge at gå ind under "plots" hvor man kan finde muligheder for at krydse af at man ønsker et Stem-and-Leaf Plot, et histogram og man kan vælge også at få testen ud som det er gjort i dette eksempel (Normality plots with tests).

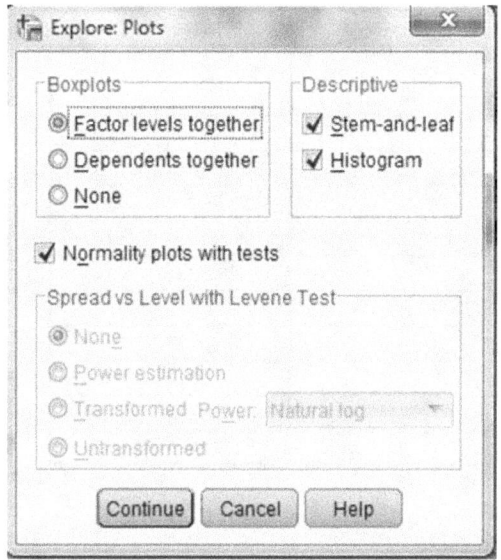

Så trykker man continue og OK og så får man dette output (næste side).

⇒ Explore

Case Processing Summary

	Cases					
	Valid		Missing		Total	
	N	Percent	N	Percent	N	Percent
Alder	2153	100,0%	1	0,0%	2154	100,0%

Descriptives

			Statistic	Std. Error
Alder	Mean		59,7111	,24102
	95% Confidence Interval for Mean	Lower Bound	59,2384	
		Upper Bound	60,1838	
	5% Trimmed Mean		59,8495	
	Median		60,0000	
	Variance		125,069	
	Std. Deviation		11,18342	
	Minimum		21,00	
	Maximum		92,00	
	Range		71,00	
	Interquartile Range		16,00	
	Skewness		-,187	,053
	Kurtosis		-,415	,105

Tests of Normality

	Kolmogorov-Smirnov[a]			Shapiro-Wilk		
	Statistic	df	Sig.	Statistic	df	Sig.
Alder	,042	2153	,000	,993	2153	,000

a. Lilliefors Significance Correction

Den første del af output viser case processing summary. Det kommer ved næsten alle procedurer i SPSS og det er vigtigt at se her om alle ens observationer er med. I eksemplet her kan man se, at der er 2.153 valide observationer og 1 observation med manglende data. Hvis man i stedet havde halvdelen som valide, skal man lige overveje om man har fået tastet al data rigtigt ind eller man har lavet en fejl. Ser det umiddelbart OK ud og passer tallene, så kan man gå videre. Ved brug af explore-funktionen får man også en tabel med deskriptiv statistik (Descriptives). Her ses at man får mean, median, varians, SD osv.. Det er oftest disse tal man vil bruge i den første tabel i ens artikel hvor man præsenterer de demografiske data. Nederst ser man også at man har fået både Kolmogorov Smirnov testen og Shapiro Wilk testen med, der undersøger om data er normalfordelt, men som ikke gennemgås her.

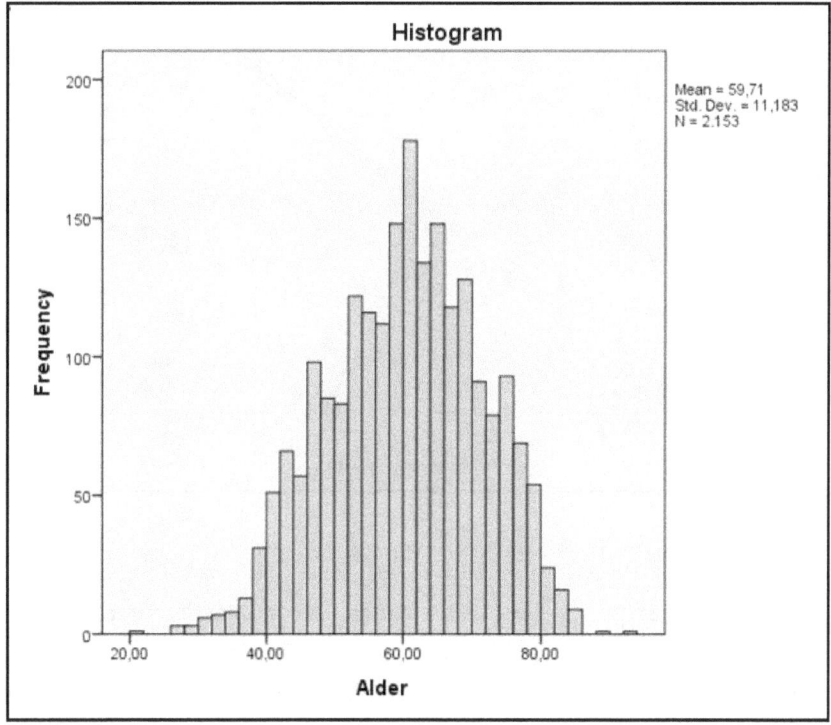

Man får også et histogram ud, hvis man har husket at sætte krydset i diaglogboksen. Umiddelbart når man kigger på dette histogram ser det pænt klokkeformet ud. Det har selvfølgelig lidt "takker", men ikke noget der umiddelbart vækker bekymring og man kan indtil videre konkludere, at data er normalfordelt.

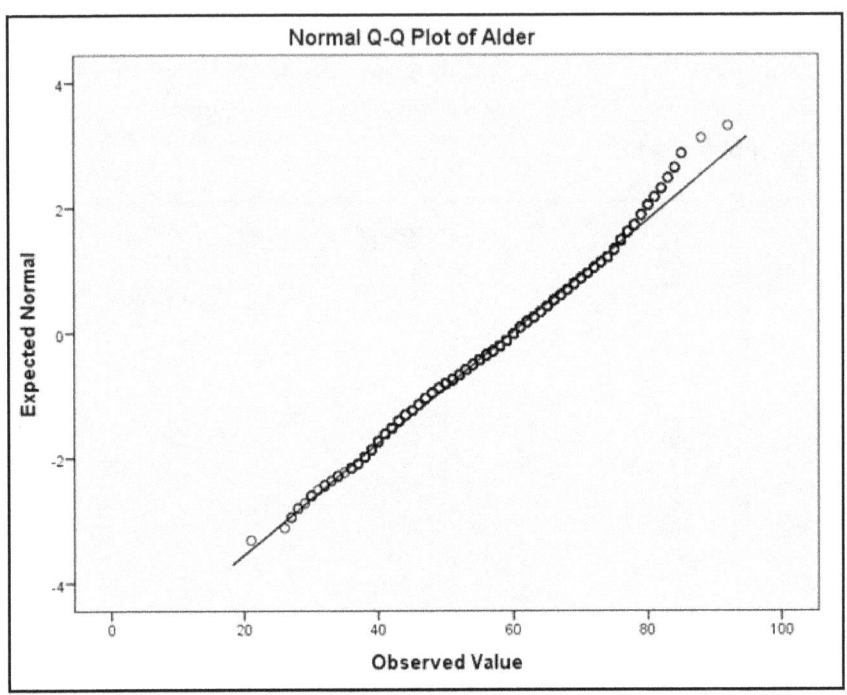

Hvis man kigger på QQ-plottet vil man se, at data ligger på en ret linje på nær helt oppe i den øverste ende hvor det ser ud til at gå en smule fra. Det er ikke noget der umiddelbart betyder noget for de test man evt. vil benytte og man kan altså konkludere, at alderen i den her sample er normalfordelt.

Ikke normalfordelte

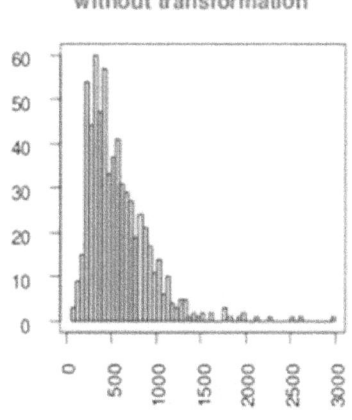

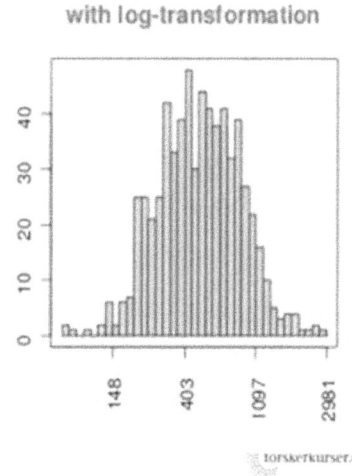

Hvis data ikke er normalt fordelt kan man forsøge at lave en såkaldt transformation. En transformation af data foregår ved at man tegner data ind på en ny skala. Det kan f.eks. være at man tager logaritmen, den reciprokke værdi, eller en kvadratrod af sine data. I eksemplet ses først et histogram, hvor data ikke er normalt fordelt, da halen ligger til højre er data højre forskudt. Dette er i det næste histogram afhjulpet ved hjælp af en log-transformation.

Transformation i SPSS

Man kan transformere data i SPSS ved hjælp af det der hedder compute variable.

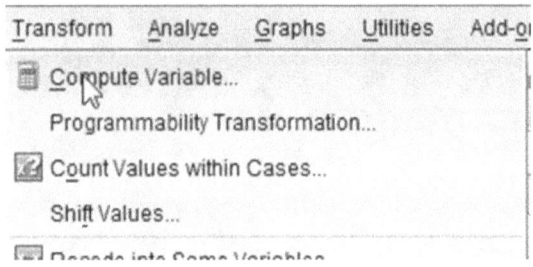

Den kommando finder man under transform og i compute variable dialogboksen starter man med at skrive navnet på sin target variable. Target variable er den nye variable man ønsker at have i sit dataset.

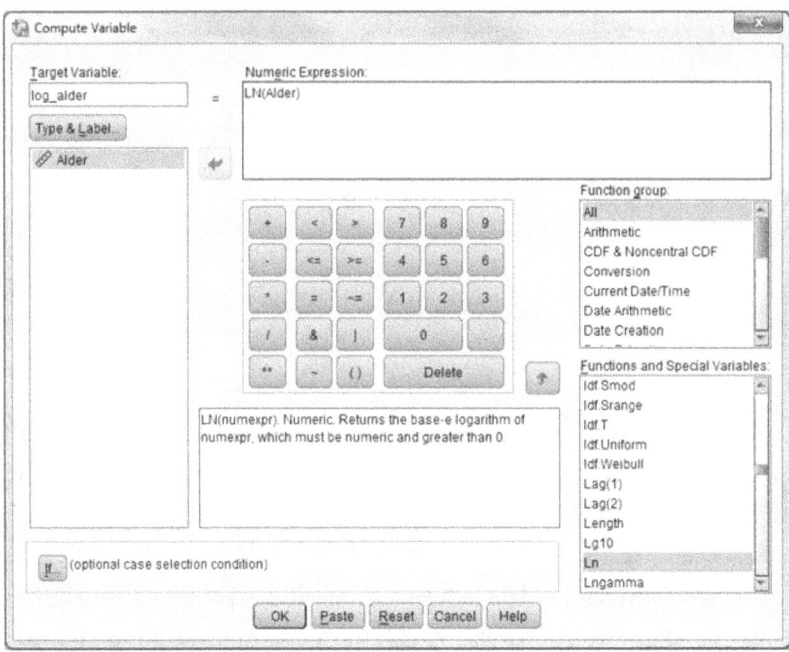

Her er target variable blevet døbt log_alder da man så ved, hvad den dækker over. Under Nummeric Expression skriver man så hvad log_alder skal være lig med. I dette eksempel bliver log_alder = ln (Alder), da det er variablen alder der ønskes transformeret. I function group kan man vælge imellem mange forskellige funktioner, således at man kan lave alle mulige beregninger. Her har man fundet "ln" som er den naturlige logaritme og man kan se i den lille boks nederst, hvordan man bør skrive det op. Man bør altså skrive: LN(til det numeriske udtryk, altså til den kontinuerlig variable og afslutte med parentes. Gør man det, så vil man i sit dataset alleryderst til højre få en ny variabel, en target variabel, som hedder log_alder og som så indeholder værdierne som er den naturlige logaritme til aldersværdien.

	Alder	log_alder	var
1	57,00	4,04	
2	78,00	4,36	
3	57,00	4,04	
4	61,00	4,11	
5	63,00	4,14	
6	49,00	3,89	
7	67,00	4,20	

Så kan man tegne et histogram over den nye variable og se om den er normal fordelt. Er den normal fordelt, så bør man regne videre med disse tal og først til sidst regne tilbage på den oprindelige skala ved at opløfte i grundtallet til den logaritme man har brugt, i dette tilfælde grundtallet e, som er grundtallet til den naturlige logaritme. Det er selvfølgelig vigtigt, hvis man sammenligner to forskellige grupper, at man sammenligner den logaritmerede alder i den ene gruppe med den logaritmerede alder i den anden gruppe. Man kan ikke sammenligne to forskellige transformationer med hinanden, eller to gruppers observationer hvoraf kun den ene er transformeret. Vælger man at transformere en variabel, skal man altså gøre det for alle sine observationer i den variabel, uanset hvilken gruppe de tilhører.

Konfidensintervaller

Konfidensintervaller beskriver grænserne for hvor man med en vis sandsynlighed mener at den sande værdi af et estimat ligger. Oftest vælger man en sikkerhedsgrænse på 95 %, således at det interval man har udregnet, med 95 % sandsynlighed indeholder den sande værdi, altså den værdi man ville få hvis det var muligt at undersøge ALLE personer med samme sygdom eller tilstand. Den sande værdi kan være mange forskellige estimater. Det kan være mean-værdien, det kan være konfidensinterval på forskellen mellem to behandlingers effekt, det kan være konfidensintervallet for andelen af patienter med coloncancer.

Det man ofte bruger i daglig klinisk praksis, uden nødvendigvis at tænke over det, er konfidensintervaller for "normalen", det man kender som normalområdet. Normalområdet bruges i alle blodprøveanalyser, hvor der er sat nogle grænser, baseret på en "normal" population, for hvad der er for høj eller for lav værdi af en given prøve. Det er altså vigtigt når man ser på et konfidensinterval, at se på, hvad er det konfidensinterval for. Er det for et gennemsnit, er det for en forskel, er det for en ratio eller for et normalområde osv.

Confidence interval

- **Hvor sikre er vi?**
  - – På gennemsnittet?
  - – På forskellen?
  - – Hvad er "normalt"?

Konfidensintervallet man vælger er oftest på 95 %. I videnskabelige artikler forkorter man det ofte CI. Om man vælger 90, 95 eller 99 % er i princippet op til forskeren, men mest normalt er det at vælge 95 %.

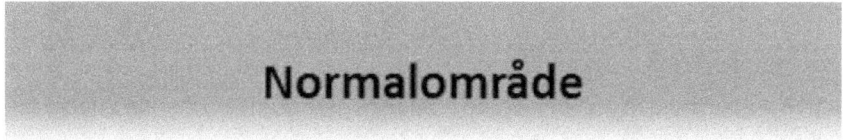

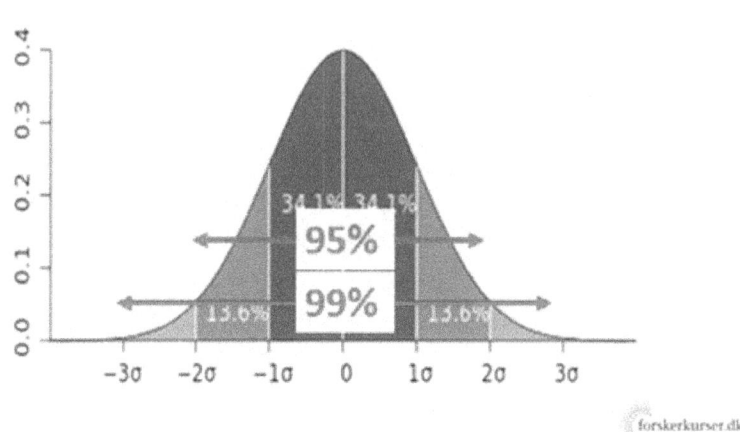

Normalområde

Her ses et histogram med en normalfordeling. Hvis man ønsker at beregne normalområdet, så tager man det observerede mean +/- 2 x SD for at få normalområdet. Hvis man i stedet tager +/- 3 x SD, så får man 99 % konfidensintervallet. I normalområdet indeholdes altså 95 % af de observerede værdier.

	7/5-1995	Enhed	Ref. interval
HÆMATOLOGI			
B-hæmoglobin	9,3	mmol/l	8,0–11,0
B-leukocytter	9,7*	10⁹/l	3,0–9,0
B-ery.part.kc	4,75		4,10–6,10
B-ery.vol.fraktion	0,43	10⁹/l	0,40–0,52
ELEKTROLYTTER			
P-natrium-ion	140	mmol/l	136–146
P-kalium-ion	3,2*	mmol/l	3,5–5,0
P-albumin	566	μmol/l	460–620
P-carbamid	10,8*	mmol/l	2,5–7,5
P-creatinin	168*	μmol/l	60–130

Normalområdet som også kan kaldes referenceintervallet bruges i blodprøveanalyser og her ses en blodprøveanalyse fra en patient, hvor man har målt hæmatologiske parametre og elektrolytter. Læg mærke til at der yderst til højre er angivet referenceintervallet, som jo kan afhænge af målemetoden eller apparaturet. Ud for de prøver som ligger udenfor referenceintervallet er der sat en lille stjerne. Det er i princippet det samme som når man sætter en lille * for at angive signifikante værdier i en videnskabelig artikel.

Konfidensinterval for en mean-værdi

Man kan også udregne et konfidensinterval for mean-værdien. Det kender man som "confidence limits of the mean" og er et interval, hvor man er 95 % sikker på, at det indeholder den sande populations-mean-værdi. Det er selvfølgelig under forudsætning af, at man har en repræsentativ sample. Konfidensintervallet for mean-værdien bruges til at angive hvor man med 95 % sikkerhed mener at populationens mean-værdi er.

For at udregne konfidensintervallet for mean-værdien, altså

"confidence limits of the mean" skal man bruge en "standard error of the mean". I billedet her ses en population som har den sande mean-værdi på 3. Man kan se, at der er udtrukket en række samples fra populationen, og disse samples mean-værdier varierer omkring den sande mean-værdi. Man kan se, at nogle samples har en mean-værdi på 4 andre på 3 og nogle helt op på 5. Nogle samples har selvfølgelig også den "rigtige" eller populationens mean-værdi.

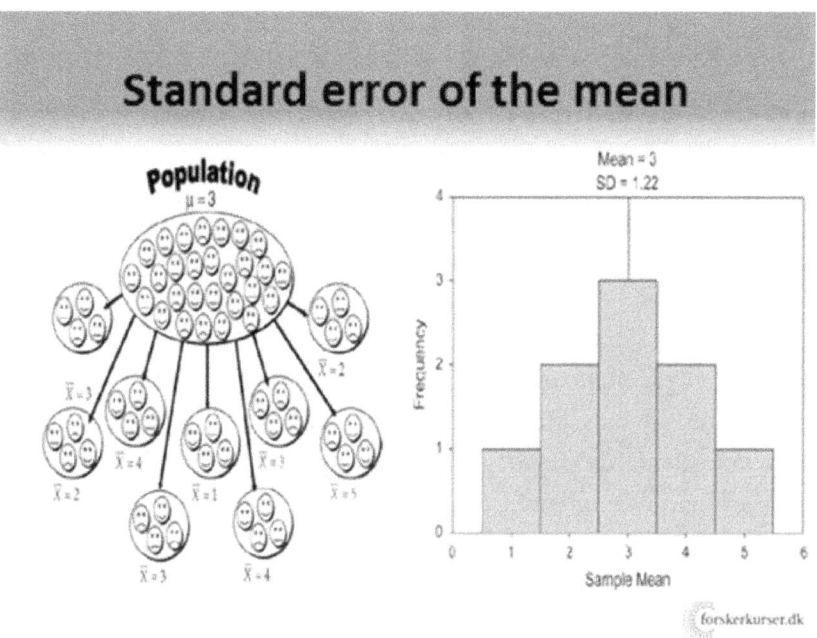

Hvis man indtegner mean-værdierne for de forskellige samples på et histogram kan man se, at der tegner sig en normal fordeling. Dette er en teoretisk betragtning, da man selvfølgelig nøjes med en enkelt sample. Man kan dog bruge det til at forstå hvad standard error of the mean er og hvordan man beregner et konfidensinterval for mean-værdien, confidence limits of the mean.

Standard error of the mean

- **Beregning af SEM**

- $SEM = \frac{SD}{\sqrt{n}}$

- **SEM kvantificerer præcisionen af mean**

- **SEM er smallere end SD**

forskerkurser.dk

Udregningen af standard error of the mean er baseret på en lang række teoretiske betragtninger der ikke gennemgås nærmere her. For at beregne standard error of the mean, så skal man tage den standard-deviation man har udregnet for sin sample og dele med kvadratroden af antallet af forsøgspersoner (n). Som det kan ses af ligningen, så vil standard error of the mean altid være mindre end standarddeviationen, da der deles med kvadratroden af antallet af observationer. Dermed kan man også se, at jo flere personer altså observationer der er i et studie, jo større bliver n og jo mindre bliver standard error of the mean. Dermed bliver konfidensintervallet for mean altså mindre og mindre jo flere personer man har valgt at tage med i sit projekt. Det giver også logisk mening at jo flere målinger man har fra en population, jo mere præcist kan man udtale sig om mean-værdien i populationen.

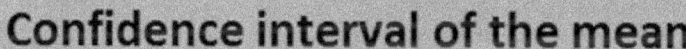

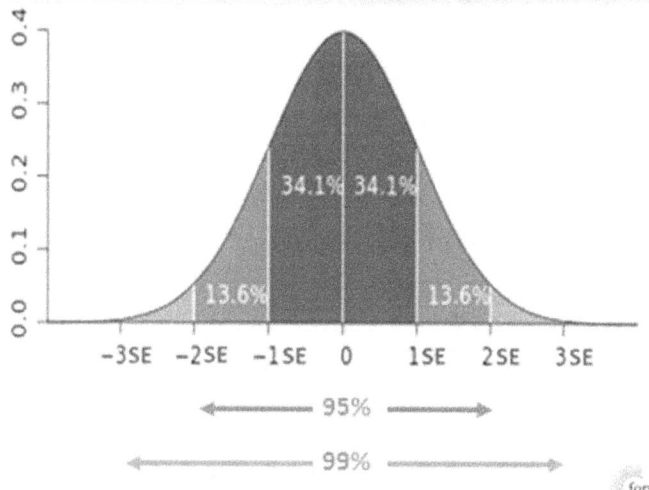

Ligesom med normalområdet, så vil man kunne udregne 95 % confidence interval of the mean ved at tage det observerede mean og plus/minus 2 x standard error of the mean. Vælger man at tage mean +/- 3x SEM, så får man 99% confidence limits of the mean.

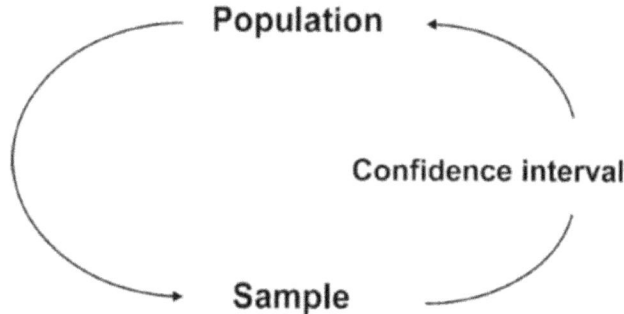

Her kan man se, at man har en population hvor man udtager en sample. På denne sample udregner man så et gennemsnit eller mean-værdi og confidence interval of the mean. Dette confidence interval of the mean fortæller, hvor man med 95 % sandsynlighed vil kunne finde den sande eller populationens mean-værdi. Det er selvfølgelig under forudsætning af, at man har taget en repræsentativ sample fra populationen. Hvis man eksempelvis vil estimere den gennemsnitlige højde i Danmark, er det vigtigt at man sampler på en ordentlig måde. Hvis man tager en sample der indeholder alle mulige, fra nyfødte til ældre mennesker, så vil man selvfølgelig kunne få et udtryk for den gennemsnitlige højde i Danmark, men det vil sandsynligvis ikke være særlig brugbart, da det både indeholder fuldvoksne og børn.

Når man har confidence interval of the mean, så har man en angivelse af hvor præcis mean for populationen er bestemt. Da det oftest er et 95 % konfidensinterval, så vil 1 ud af 20 samples (5 %) hvorpå man har beregnet confidence interval of the mean altså IKKE indeholde populationens sande mean-værdi. Altså, i 5 % af tilfældene vil man have et confidence interval of the mean, som IKKE indeholder populationens sande mean. Det er afbilledet i figuren, der viser confidence interval of the mean ved gentagne samples for den samme population. Det er en usikkerhed som man er nødt til at acceptere når man arbejder med statistik, sikkerhedsintervaller og sandsynligheder. Det understreger blot vigtigheden og nødvendigheden af at forsøg og undersøgelser bør gentages.

Confidence interval of the mean

• Hvor præcis er vores mean

• Et interval hvor vi kan være 95% sikker på
  indeholder den rigtige mean.

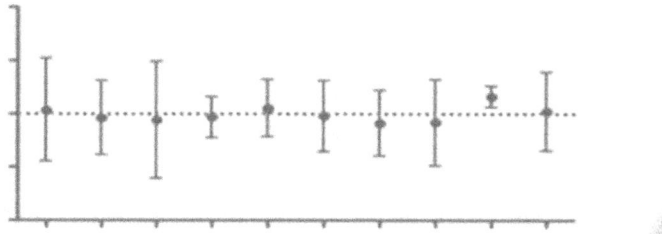

forskerkurser.dk

Mange forfattere vælger at illustrere deres fund ved at plotte mean og tilhørende confidence limits of the mean ind for de grupper der er undersøgt. Så kan man som læser danne sig et overblik og se om der er forskel mellem grupperne, altså om der er overlappende konfidensintervaller.

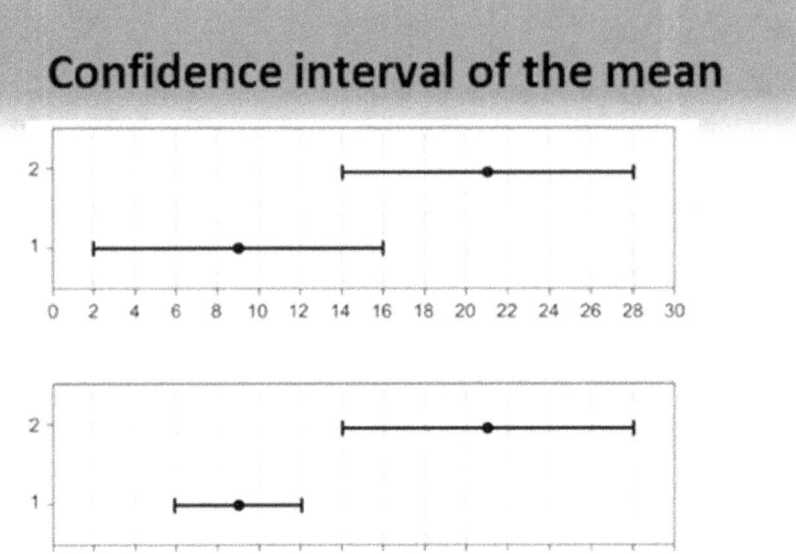

I dette eksempel er der vist resultatet fra to forskellige studier. I hvert studie er der to grupper (1 og 2), der repræsentere henholdsvis intervention og kontrol gruppe. Det der er angivet med prikkerne er den observerede mean-værdi, mens det der er angivet med stregerne er confidence limits of the mean. I den første situation kan man se, at de to konfidensintervaller overlapper, og dermed kan man ikke være sikker på, at der er forskel imellem de to gruppers mean-værdier. I den anden situation hvor der ligeledes er plottet den observerede mean-værdi med tilhørende confidence limits of the mean, kan man se, at der ikke er overlap. I denne situation vil man altså kunne konkludere, at der er forskel på gruppernes mean-værdier, hvilket er udtryk for, at interventionen har haft en effekt.

Tolkning af error-bars

Her kan man igen se to forskellige situationer.

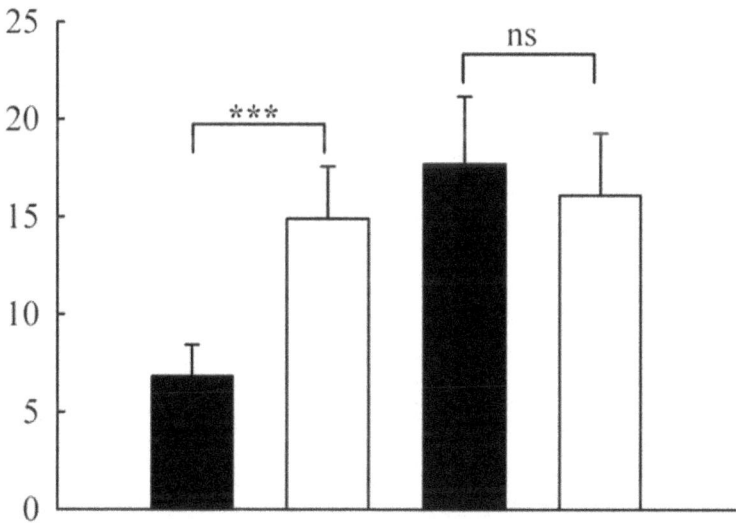

I den første situation kan man se, at den sorte søjle er lavere end den hvide søjle, og der er også indtegnet to error-bars eller whiskers, som i dette tilfælde angiver confidence limits of the mean. Man kan se, at der ikke er overlap mellem grupperne i den første situation, hvorfor der også er sat 3 stjerner, som angiver signifikant forskel. I den anden situation kan man se, at de 2 intervaller overlapper, og der også er skrevet ns, som står for not significant. Igen er det naturligvis vigtigt, at man læser figurteksten og ser hvad error bars eller whiskers angiver, så man er sikker på at tolke figuren rigtigt.

Standarddeviation, standard error of the mean, konfidensintervaller og p-værdier

Når man ser på forskellige figurer og skal overveje om der er en signifikant forskel mellem to grupper, kan man som forfatter til en artikel vælge at angive error bars med forskellige værdier.

Error-bars	Overlapper	Overlapper ikke
Standard deviation	Ingen konklusion	Ingen konklusion
Standard error of the mean	P > 0,05	Ingen konklusion
95 CI of the mean	Ingen konklusion	P < 0,05

Vælger man at angive standard deviationen i sine error bars, så kan læseren ikke konkludere noget om signifikans, uanset om de overlapper eller ej. Har man en situation, hvor man har angivet standard error of the mean og der så er overlap mellem de 2, så kan man konkludere, at der ikke er signifikant forskel mellem de 2 grupper, men overlapper de ikke, kan man ikke konkludere noget.

I den sidste situation her, hvor man har angivet 95 % confidence interval of the mean, vil man, hvis de overlapper, ikke konkludere noget, men overlapper de ikke, vil man kunne konkludere, at der er signifikant forskel. Igen er det altså meget vigtigt at undersøge hvilke error bars der er tegnet, for at kunne se, hvad man kan konkludere.

Konfidensinterval i SPSS

Her er vist output fra explore-funktionen, som blev gennemgået tidligere. Her man kan se, at man har en variabel der hedder alder med en mean på 59,7. Man kan også se, at man har et confidence interval of the mean der går fra 59,2 til 60,1. Det er et meget smalt interval, hvilket skyldes, at der er mere end 2.000 observationer i dette dataset. Dette konfidensinterval vil man så kunne sammenligne med andre konfidensintervaller for at se, om der er forskel mellem 2 grupper, men man vil også kunne bruge det til at fortælle noget om hvor populationens sande mean er, igen forudsat at man har en repræsentativ sample.

Explore

Descriptives

			Statistic	Std. Error
Alder	Mean		59,7111	,24102
	95% Confidence Interval for Mean	Lower Bound	59,2384	
		Upper Bound	60,1838	
	5% Trimmed Mean		59,8495	
	Median		60,0000	
	Variance		125,069	
	Std. Deviation		11,18342	
	Minimum		21,00	
	Maximum		92,00	
	Range		71,00	
	Interquartile Range		16,00	
	Skewness		-,187	,053
	Kurtosis		-,415	,105

Hypoteser

En hypotese er ifølge den danske ordbog en antagelse om bestemte kendsgerninger eller lovmæssigheder, hvis gyldighed først må bevises.

Hvad er en hypotese?

• **Antagelse om bestemte kendsgerninger el. lovmæssigheder hvis gyldighed først må bevises (videnskabelig).**

Den Danske Ordbog

Læg mærke til her, at det altså er en kendsgerning eller lovmæssighed, som man ikke ved om er sand (endnu). I den ideelle situation, bør forskningsspørgsmålet og forskningsprojektet altid have en klart defineret hypotese, så man ved hvilken antagelse det er man er i gang med at undersøge. Det vil gøre planlægning af studiet, indsamling af data og tolkning af statistik, nemmere. Hvis man ved hvilken hypotese man ønsker at undersøge og hvilket spørgsmål man forsøger at besvare, bliver det lettere at planlægge analyserne.

Hypoteser i forskning

- **Nul-hypotesen**
  - "Der er IKKE forskel mellem grupperne"
  - Eks. ingen forskel i komplikationer, smerter, indlæggelsestid etc.

- **Alternativ-hypotesen**
  - "Der ER forskel mellem grupperne"

forskerkurser.dk

I forskningssammenhæng arbejder man med to hypoteser og det er vigtigt at formulere disse to hypoteser før man analyserer sine data. Den første hypotese er den såkaldte nul-hypotese. Nul-hypotesen er, at der ikke er forskel mellem grupperne. F.eks. at der ikke er forskel i komplikationsrate mellem laparoskopisk og åben kirurgi, eller at der ikke er forskel i smertemålingerne afhængig af om man får morfin eller placebo. De fleste forskningsprojekter er designet med det formål at forkaste nul-hypotesen altså afvise at der ikke er forskel. I modsætning til nul-hypotesen er alternativ hypotesen, som også bør være veldefineret. Oftest vil alternativ hypotesen være det modsatte af nul-hypotesen, altså at der er forskel mellem grupperne. I et forskningsprojekt handler det om at forkaste én af de to hypoteser og den hypotese der står tilbage siges at være sandsynliggjort. Læg mærke til, at man ikke bekræfter en hypotese, men man afviser en af hypoteserne og dermed er der kun den anden tilbage, som sandsynligvis må være rigtig og dermed siges at være sandsynliggjort.

Teoretisk set kan man altså ikke bevise at der er en forskel, men man kan sandsynliggøre det. Har man sandsynliggjort det tilstrækkeligt overbevisende eller i flere forskellige studier vil man dog i praksis sige at det er bevist. I statistiske test forsøger man at beregne hvor sandsynligt det er at den eller den anden hypotese gælder, til det formål bruger man p-værdien.

P-værdien

Probability

- P = probability = sandsynlighed
- Værdi mellem 0,0 (0%) og 1,0 (100%)
- meget usandsynligt = 0,00
- meget sandsynligt = 1,00

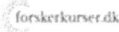
forskerkurser.dk

P'et i p-værdien står for Probability, altså sandsynlighed. Sandsynligheder kan antage værdier mellem 0 og 1 eller mellem 0 % og 100 %. Hvis noget er meget, meget usandsynligt, så er sandsynligheden tæt ved 0 og hvis noget er meget sandsynligt så sandsynligheden tæt ved 1.

P-værdi (sandsynlighedsværdi)

- Sandsynligheden **for at få vores resultat eller noget mere ekstremt,** hvis nul-hypotesen er sand

P-værdien er altså en sandsynlighedsværdi. Når man udregner P-værdien får man et udtryk for sandsynligheden for at få det samme resultat eller noget mere ekstremt hvis nul-hypotesen er sand. Har man eksempelvis observeret en forskel mellem 2 grupper, hvor man har beregnet p-værdi for denne forskel, så udtrykker p-værdien sandsynligheden for at finde den forskel eller en endnu større forskel hvis nul-hypotesen er sand.

Eksempelvis kan man tænke sig at have testet et nyt præparat til at behandle forhøjet blodtryk. I projektet har man fundet ud af at der er en forskel mellem kontrol-gruppens mean systolisk blodtryk (som har fået standard behandling) og interventions-gruppens mean systolisk blodtryk (som har fået det nye præparat) på 20 mmHg. I den situation vil p-værdien udtrykke hvor sandsynligt det er at have fundet denne forskel på 20 mmHg, eller en endnu større forskel, hvis nul-hypotesen er sand, altså hvis der i virkeligheden ikke er nogen forskel mellem grupperne.

Tolkning af p-værdier

- Høj p-værdi
  - Meget sandsynligt at få vores resultat,
  - hvis nulhypotesen er sand

  - Konklusion: Alternativ hypotesen forkastes

Tolkning af p-vædier

Er man i en situation, hvor man har en høj p-værdi, altså tæt ved 1, så er det meget sandsynligt at få det samme resultat, hvis nul-hypotesen er sand. Hvis nul-hypotesen dermed sandsynligvis er sand, vil man konkludere, at man må forkaste alternativ-hypotesen. Alternativ og nul-hypotesen er modsætninger, så hvis der er høj sandsynlighed for at nul-hypotesen er sand, så må der være en lav sandsynlighed for at alternativ hypotesen er sand og dermed forkaster man alternativ-hypotesen og accepterer nul-hypotesen. Læg dog mærke til, at man ikke har bevist nul-hypotesen, men har forkastet alternativ-hypotesen. Ved at forkaste den ene hypotese står man altså tilbage med den hypotese, der bedst kan forklare den observerede forskel mellem grupperne. Dette er nogle lidt teoretiske overvejelser, men de er vigtige at forstå når man diskuterer resultatet af videnskabelige studier.

Tolkning af p-værdier

* Lav p-værdi
  - Ikke sandsynligt at få vores resultat,
  - hvis nulhypotesen er sand

  - Konklusion: Nulhypotesen forkastes

I den situation hvor man har en lav p-værdi, altså en p-værdi tæt ved 0, der er det ikke sandsynligt at få resultatet, hvis nul-hypotesen er sand. Har man en p-værdi på f.eks. 0,03, så er der altså 3 % sandsynlighed for at observere den forskel mellem grupperne man har fundet, hvis nul-hypotesen er sand. Man kan tænke det sådan at der er 3 % sandsynlighed for at nul-hypotesen er sand, det er dermed meget usandsynligt og nul-hypotesen forkastes. I den situation står man altså tilbage med alternativ-hypotesen som den bedste forklaring på forskellen imellem grupperne og man vil dermed konkludere, at der er forskel mellem grupperne.

Signifikansniveau

- α = signifikansniveauet
- Bestemmes af forskeren
- Oftest besluttes α < 0,05 eller α ≤ 0,05

- Forskel på 0,045 og 0,055?
- Forskel på 0,060 og 0,600?

forskerkurser.dk

Signifikansniveau

Signifikansniveauet, også kaldet alfa bestemmes i princippet af forskeren selv. Signifikansniveauet er den værdi af p, hvor man vil konkludere, at man enten vil forkaste alternativhypotesen eller nul-hypotesen. Oftest sættes signifikansniveauet til at være <0,05, men i princippet kan man selv beslutte hvad signifikansniveauet skal være. Beslutter man at alfa sættes til 0,05 så vil man have en situation, hvor en p-værdi der er < 0,05 vil medfører en forkastelse af nul-hypotesen, og har man en situation, hvor p-værdien er > 0,05, så vil man forkaste alternativ-hypotesen. Man kan diskutere om der i virkeligheden er forskel på p=0,045 og p=0,055. Altså om der i forskel på en sandsynlighed på 4,5 % og 5,5 %. I mange situationer kan der det ret afgørende for hvordan studiet modtages, hvorvidt p-værdien er lige over eller lige under de 0,05. Man kan også diskutere om der er forskel på 0,06 og 0,6. I begge situationer vil man forkaste sin alternative hypotese, men som læser af en videnskabeligt artikel er der stor forskel på tolkningen, afhængig af om p-værdien er på 0,06 eller 0,6. I den første situation med en p-værdi tæt på signifikansniveauet, kan der måske være en forskel mellem grupperne, som studiet bare ikke har kunnet vise. Det kan være at hvis man medtager flere forsøgspersoner eller designer studiet en lille smule anderledes at man så vil finde en statistisk forskel mellem grupperne. I den anden situation, hvor p-værdien er på 0,6 er man langt fra at forkaste alternativ-hypotesen. Derfor bør man altid angive den præcise p-værdi og ikke blot skrive at der ikke var signifikant forskel eller at p var større en 0,05.

Sammenligning af to grupper – kontinuerte data

I første kapitel blev den situation gennemgået, hvor man har en population, hvorfra man tager sample og ved hjælp af statistikken udtaler sig om populationen. I medicinsk forskning, hvor man ofte ønsker at udtale sig om to grupper, som sammenlignes med hinanden, vil man have en situation, hvor man udtager to samples fra populationen og ved hjælp af statistik afgør om det i virkeligheden er to forskellige populationer, eller om de kommer fra den samme population.

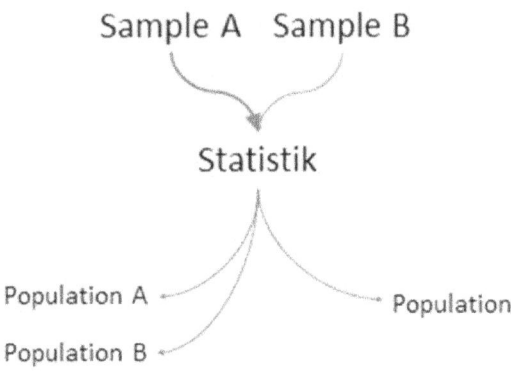

Her kan man se, at man har taget sample A og Sample B fra populationen. Sample-A kan f.eks. være en gruppe af patienter, som har fået én behandling, og sample B kan være en gruppe af patienter, der har fået en anden behandling. Ved hjælp af statistik kan man så udtale sig om sample A og sample B kommer fra hver sin population, eller om de kommer fra den samme population. Hvis ikke man kan adskille dem statistisk, altså måle en signifikant forskel mellem grupperne, siges de at komme fra samme population, altså at der IKKE er forskel mellem de 2 grupper. For at afgøre om der er forskel mellem grupperne skal man applicere en statistisk test. Der er mange forskellige test man kan vælge og valget af test er styret dels af protokollen, hvor man bør have lavet en statistisk analyseplan, dels af hvordan data fordeler sig.

Overvejelser før valg af test

Overvejelser før valg af test

* Kontinuerte data:

  — Normaltfordelt?
  — Antal grupper = 2
  — Parret?
  — Uparret?

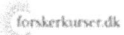

forskerkurser.dk

I det følgende drejer det sig om kontinuerte data. For kontinuerte data skal man overveje følgende før man beslutter sig for hvilken test man bruger til at sammenligne grupperne. Først skal man se på om data er normalfordelt. Er data normalfordelt i hver gruppe, så kan man benytte sig af den gren af statistikken som hedder parametrisk statistik. Er data ikke normalt fordelt må man benytte sig af de tests som hører under non-parametrisk statistik. Dernæst skal man se på hvor mange grupper man ønsker at sammenligne og den nemmeste sammenligning er mellem to grupper. Har man mere end to grupper bliver det en lille smule mere avanceret, hvilket gennemgås senere. Dernæst skal man overveje om data er parrede eller uparrede.

Uparret data

- Observationerne er uafhængige af hinanden
- Typisk måling på ét tidspunkt i to grupper
- Eksempler?

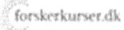

forskerkurser.dk

Data siges at være uparrede, når observationerne er uafhængige af hinanden. Et eksempel er, at man har én måling i en gruppe og én anden måling i en anden gruppe. Hvis man eksempelvis har målt blodtryk for patienter der får én behandling og ønsker at sammenligne det med blodtryk for patienter der får en anden behandling, så kan man ikke sige, at de to målinger kan have indflydelse på hinanden. Det blodtryk man måler på patient X ved behandling A påvirker ikke blodtrykket for patient Y ved behandling B.

Uparret data

- Observationerne er uafhængige af hinanden
- Typisk måling på ét tidspunkt i to grupper
- Eksempler?

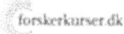

Parrede data

Er data parrede, så er observationerne afhængige af hinanden. Det vil typisk være en situation hvor man ønsker at sammenligne baseline-værdien f.eks. før administration af medicin med værdien efter administration af medicin. Eksempelvis kan man have en intervention med vægtreduktion, hvor man først måler forsøgsdeltagernes vægt til at starte med, derefter giver dem interventionen f.eks. 6 ugers kost og træningsvejledning og derefter måler deres vægt igen. I den situation er det klart, at udgangsvægten, altså baseline-vægten kan have stor indflydelse på slutvægten. Vejer man f.eks. 100 kg til at starte med og taber sig til 80 kg har man haft et tab på 20 kg, men vejer man måske kun 85 kg til at starte med og ender med et tab på 5 kg, ender man også på 80 kg. Det giver altså ikke mening at sammenligne gennemsnittet for hele gruppen til at starte med og gennemsnittet for hele gruppen til at slutte med. I en situation med parrede data er det derfor differencen mellem de to observationer der er interessant. Altså hvor stort var det vægttabet for forsøgspersonerne.

Uparret t-test

- **Antagelser:**
  - **– Normalfordeling i hver gruppe**
  - **– Samme varians (varians= SD²)**

- **Undersøger forskellen mellem to gruppers mean**
  - **– Mean højde for mænd vs. kvinder**
  - **– Mean CRP syge vs. ikke syge**
  - **– Mean VAS intervention vs. placebo**

forskerkurser.dk

Uparret t-test

Til at sammenligne to gruppers mean kan man bruge en t-test. Der er både en parret t-test og en uparret t-test. For at lave en uparret t-test er der en række antagelser, der skal være opfyldt. Først og fremmest skal data være normalfordelt i hver gruppe og variansen skal være den samme i hver gruppe. Som man husker fra tidligere, så er variansen = SD2.

Det som t-testen undersøger, er om der er forskel mellem to gruppers mean. Det kan f.eks. være mean højde for mænd versus kvinder eller mean CRP for syge versus ikke syge osv.

Parret t-test

- **Antagelser:**
  - Normalfordeling af differensen (ikke for hver måling)

- **Undersøger om mean differensen afviger fra nul**
  - Mean VAS
  - (før – efter)

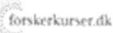

Parret t-test

I en parret t-test, hvor man ønsker at undersøge differencen mellem før og efter behandling, skal differencen være normal fordelt. Man udregner differencen for hver patient eller forsøgsdeltager, plotter alle differencerne ind i et histogram og ser om det er normalt fordelt. Det man så undersøger med en parret t-test det er, om mean differencen afviger fra 0. Hvis der ikke er forskel imellem før og efter, så vil mean differencen være 0. Er der signifikant afvigelse fra 0, så er der en signifikant difference mellem før og efter og man vil konkludere, at der er forskel mellem før måling og efter måling.

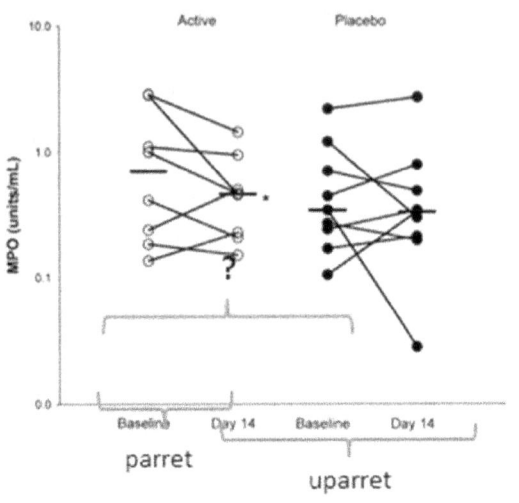

I dette eksempel har man målt MPO, som er en biomarkør, ved baseline, altså før start af studiet både for den gruppe der får aktiv behandling og den gruppe der får placebo, og så har man målt værdien 14 dage senere. Man har altså to grupper, der er målt på to tidspunkter, hvilket giver 4 forskellige variable, som kan sammenlignes med hinanden. Vælger man f.eks. at sammenligne mean MPO dag 14 i aktiv gruppe med mean MPO på dag 14 i placebogruppen, har man en situation med en uparret t-test. Vælger man i stedet at sammenligne base-line-værdien med dag 14-værdien i den aktive gruppe, er der tale om en parret t-test og det er altså vigtigt, at man her på forhånd har besluttet sig for hvilke sammenligninger man ønsker at lave i sit dataset. Dermed bør den statistiske analyseplan altså skrives ind allerede i planlægningsfasen af studiet, allerhelst som en del af protokollen. Det vil dels give styrke til studiet da man således ikke kan gå på "fisketur" i data, men det gør også analysefasen betydeligt lettere, da man ved hvilke grupper, der skal sammenlignes hvordan.

t-test i SPSS

T-testen i SPSS finder man ved at gå under analyze, compare means og her har man mulighed for at vælge en one sample t-test eller independent sample t-test eller paired sample t-test. One-sample t-test kan bruges til at sammenligne den observerede mean med en teoretisk mean, for eksempel en mean fra et andet studie. Independent sample t-test er det man på dansk kender som uparret t-test og paired t-test er det man kender som parret t-test.

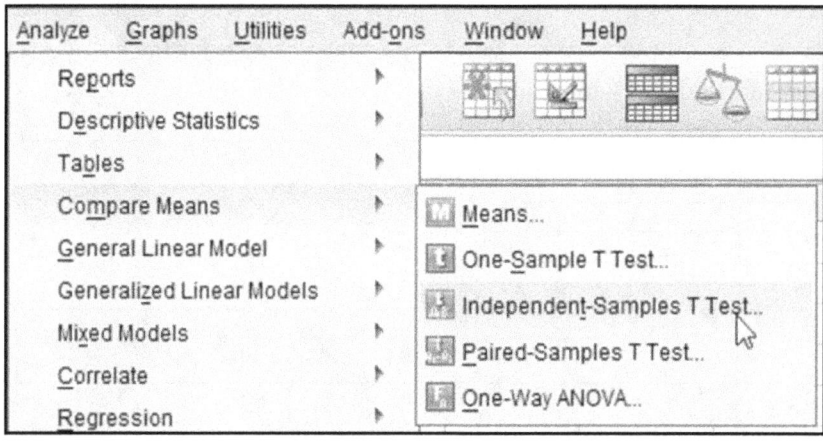

Vælger man independent sample t-test får man en dialogboks, hvor man skal angive hvilken variabel man ønsker at teste, i dette tilfælde alder, og så skal man vælge hvilken variabel der definerer grupperne.

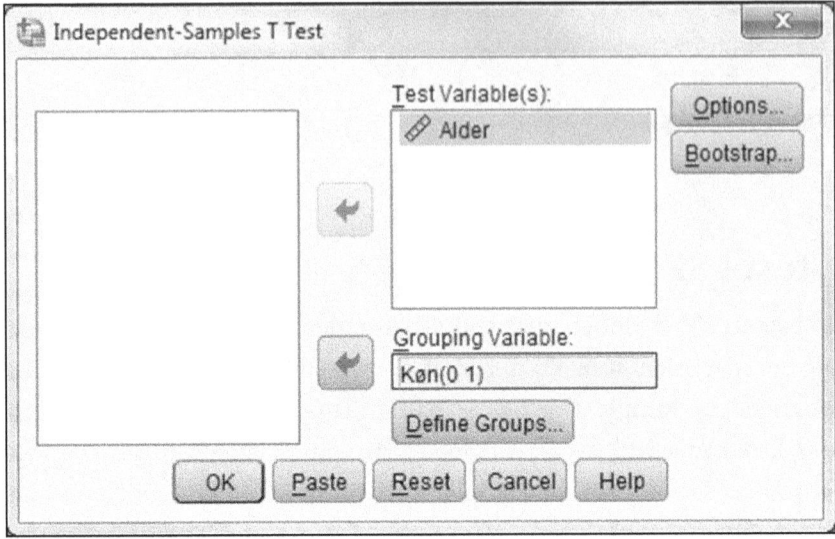

I dette tilfælde er det variablen køn, hvor grupperne er angivet med henholdsvis 0 og 1. 0 angiver kvinder og 1 angiver mænd. Dernæst får man et output som ser således ud, hvor man først får en oversigt over indholdet af variablen.

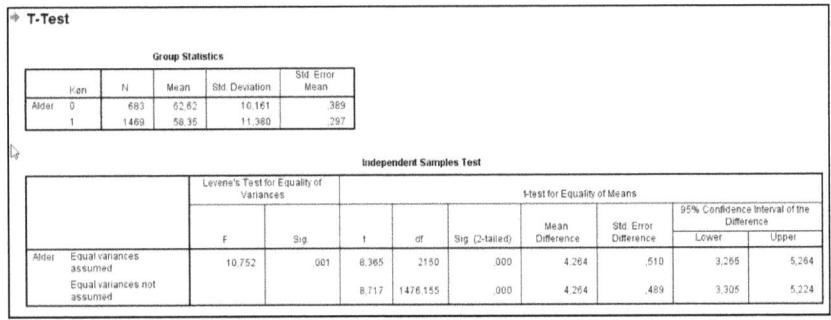

Her kan man se, at for alder har man 683 observationer for kvinder og 1469 observationer for mænd. Mean alder for kvinder er 62,6 og mean alder for mænd er 58,35.

I den næste tabel kan man se, at der er to rækker af output. Den første række gælder når man har samme varians i grupperne (Equal variances assumed).

Hvis man ser på group statistisk kan man se, at standarddeviationen for kvinders alder er 10,1 og standarddeviationen for mænds alder er 11,3. Man kunne mene, at der er samme varians i grupperne, men de første to kolonner (Levene's Test...) undersøger netop, om variansen er forskellig i de to grupper. Med en p-værdi (Sig.) på 0,001 må man konkludere at Levene's Test viser at der er forskel i variansen mellem grupperne.

Dermed bør man bruge anden række i den nederste tabel, da det er den der angiver de korrekte test-værdier i den situation hvor man antager, at der ikke er samme varians. Først kan man se t-værdien, som er test-værdien, hvilket man tidligere har brugt meget da man skulle slå denne værdi op i tabeller for at få p-værdien. SPSS er dog lavet sådan, at den angiver p-værdien under den kolonne der hedder Sig. (2-tailed). Her har man en p-værdi på 0,000, hvilket i praksis betyder at p-værdien er <0,0005. Dermed kan man konkludere, at der er statistisk forskel imellem mænds og kvinders alder i denne sample.

Der er også angivet mean-difference. Det er altså forskel mellem de to gruppers mean som her er på 4,26, hvilket man også kan se i første tabel er forskellen mellem mænds og kvinders alder.

Endelig yderst til højre ser man i tabellen, at der er angivet konfidensintervallet for forskellen. I en videnskabelig artikel vil man altså kunne skrive, at der var en signifikant forskel mellem mænd og kvinders alder, med en forskel på 4,2 år med et konfidensinterval fra 3,3 til 5,3. Dermed får man også angivet hvor stor forskellen, med 95 % sandsynlighed, er. Det er selvfølgelig vigtigt også at tolke resultatet med fokus på den kliniske signifikans. Det kan godt være at man finder en statistisk forskel mellem to grupper, som ikke har nogen klinisk betydning. Hvis man eksempelvis finder at en behandling giver et signifikant vægttab på 345 g, så bør man diskutere hvor stor nytte det vil have for overvægtige patienter.

Parametrisk versus non-parametrisk

Parametrisk vs. Non-parametrisk

Parametric, *adjective* relating to or expressed in terms of a parameter or parameters.

- *(Statistics)* assuming the value of a parameter for the purpose of analysis: *variables with normal distribution were compared by means of parametric tests.*

Non-parametric, *adjective*

- *(Statistics)* not involving any assumptions as to the form or parameters of a frequency distribution

Oxford Dictionary of English (3 ed.)

forskerkurser.dk

Der skelnes mellem parametrisk og non-parametrisk statistik, der er to forskellige grene af statistikken, som har hver deres egenskaber. Det er vigtigt at beslutte sig for om man vælger parametrisk eller non-parametriske tests til at analysere sine data. Oftest kan man først beslutte sig, når man har sine data og kan undersøge hvordan data fordeler sig.

Parametrisk – er en situation, hvor man meningsfyldt kan beskrive sine observationer ved hjælp af en mean og en standarddeviation. Oftest vil man gerne være i en situation, hvor man kan beskrive sin sample ved hjælp af en mean og standarddeviation, man skal undersøge om mean og standarddeviationen er repræsentativ for ens sample. Har man en situation, hvor histogrammet måske har to toppe eller er meget højre eller venstre-forskudt, så beskriver mean og standarddeviationen ikke observationerne særlig godt. Eksempelvis vil 95 % normalområdet måske være for bredt eller smalt. Så må man i stedet benytte sig af den gren af statistikken som er non-parametrisk og som er den gren af statistikken, hvor man ikke har antagelser om at parametrene kan beskrive observationer. Det er altså en situation, hvor man ikke kan bruge mean og standarddeviation til at beskrive observationerne, men i stedet bør benytte median og range eller interkvartil range.

Når data ikke normalfordelt

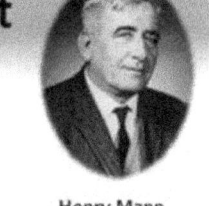

* Transformationer
  – Løses problemet -> t-test

Henry Mann

* Non-parametrisk statistik:
  – Mann-Whitney U
  – Wilcoxon

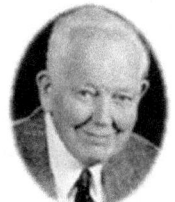

Donald R. Whitney

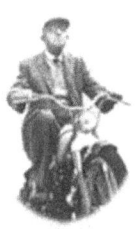

Frank Wilcoxon

forskerkurser.dk

Når data ikke er normalt fordelt, så kan man først forsøge at løse problemet med en transformation. Har man eksempelvis vægt for mænd versus kvinder og man kan se at data ikke er normalt fordelt, kan man forsøge at transformere. Løser det problemet og data således bliver normalt fordelt, så kan man bruge t-testen, som er en parametrisk test. Løser det ikke problemet må man benytte sig af non-parametrisk statistik. Problemet med non-parametrisk statistik er, at det ikke har samme styrke til at påvise en forskel imellem to grupper, og at man ikke får et udtryk for en mean forskel mellem grupperne eller et konfidensinterval for denne forskel. Der er altså en række fordele ved at bruge parametrisk statistik, under forudsætning af, at normal- fordelingsantagelsen er opfyldt. Er man nødsaget til at bruge non-parametrisk statistik vil det oftest være enten Mann Whitney testen eller Wilcoxon-testen. Mann Whitney testen bruges til at sammenligne to uafhængige grupper med hinanden og Wilcoxon testen bruges til at sammenligne to afhængige målinger.

Mann Whitney U

Selvom man bruger non-parametrisk statistik er der stadig nogle enkelte antagelser, der skal være opfyldt. Data behøver ikke at være normalfordelt, men følgende antagelser skal man undersøge om hvorvidt de er opfyldt. For Mann Whitney-testen gælder, at observationerne skal være uafhængige, man kan sige det er pendanten til den uparrede t-test. Derudover må der kun være få såkaldte tight ranks. Tight ranks er en situation, hvor man har mange observationer, der har (præcis) den samme værdi. Havde man f.eks. målt højde i meter uden decimaler, så ville man have de fleste observationer sandsynligvis være 2 meter. Er det tilfældet, så skal man korrigere vores Mann Whitney-test hvilket ikke gennemgås her. Er observationerne uafhængige og man har få observationer med samme værdi, så kan man benytte Mann Whitney testen. Mann Whitney-testen er baseret på rangorden af data. På engelsk kendt som ranks.

Mann-Whitney U

- **Antagelser:**
  - Uafhængige observationer (uparret t-test)
  - Få "tied-ranks" (observationer med samme værdi)

- **Baseret på rangorden af data (ranks)**

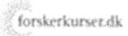

I dette eksempel har man målt stofskiftet for slanke personer og sammenlignet med stofskiftet for overvægtige personer. Man har målt det i MJ/dag og har altså en række observationer for slanke personer og en række observationer for overvægtig personer. Som man kan se af tabellen har man rangordnet alle observationerne fra den laveste på 6,13 MJ/dag til den højeste på 12,79 MJ/dag. Dernæst har man tildelt den forsøgsperson med lavest værdi tallet 1 i rank og den forsøgsperson med højeste observation tallet 22, da der er 22 observationer i alt. Ranks er tildelt uden at skelne til hvilken gruppe (slanke eller overvægtige), personerne tilhører.

Dernæst lægger man alle ranks sammen for de slanke personer og alle ranks sammen for de overvægtige personer. Og man kan se, hvilket også fremstår grafisk her, at de slanke personer generelt ligger i den lave ende af stofskiftet målt i MJ/dag i forhold til de overvægtige personer, som ligger i den høje ende. Summen af ranks for de slanke er på 103, og summen af ranks for de overvægtige er 150. Hvis stofskiftet var helt tilfældigt mellem grupperne, ville man forvente at summen af ranks ville være lige ca. lige stor i begge grupper.

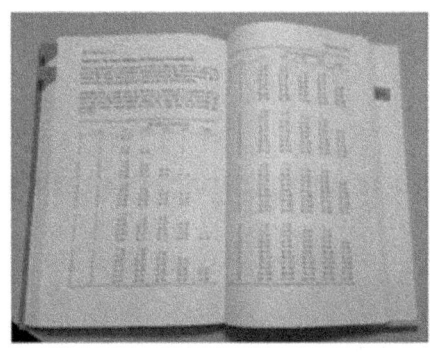

Mann-Whitney U

Lean (n=13)		Obese (n=9)	
Rank	MJ/day	MJ/day	Rank
1	6,13		
2	7,05		
3,5	7,48		
3,5	7,48		
5	7,53		
6	7,58		
7	7,9		
8	8,08		
9	8,09		
10	8,11		
11	8,4		
		8,79	12
		9,19	13
		9,21	14
		9,68	15
		9,69	16
		9,97	17
18	10,15		
19	10,88		
		11,51	20
		11,85	21
		12,79	22
103			150

Sammenligner summen af ranks

Altman 1991

forskerkurser.dk

De to summer (103 og 150) bruger man så, sammen med antallet af forsøgspersoner, til at plotte ind i en tabel, som er vist her, og i denne tabel vil man få en angivelse af p-værdien. Det er den "gammeldags" måde at gøre det på, men det giver en forståelse for hvad Mann Whitney-testen gør. Det viser også, at man ikke får et udtryk for hvor stor forskellen er mellem de to grupper eller et konfidensinterval for denne forskel. I dag hvor man benytter sig af statistiske programmer, slår man ikke op i bøger længere, men får p-værdien direkte ud fra sit statistikprogram.

Wilcoxon

For at lave en Wilcoxon-test er der også en række antagelser, som skal være opfyldt. Først skal man se på, om data er afhængige, altså en non-parametrisk pendant til den parrede t-test. Ligesom med Mann Whitney-testen er det vigtigt, at man ikke har for mange tight ranks, altså for mange observationer med samme værdi. Wilcoxon testen er baseret på differencen mellem målingerne under de forskellige situationer, altså eksempelvis før og efter behandling eller hvis den samme person først har fået behandling A og senere har fået behandling B.

Wilcoxon

- **Antagelser:**
  - — Afhængige observationer (parret t-test)
  - — Få "tied-ranks" (observationer med samme værdi)
  - Baseret på rangorden af absolutte differencer (ranks)

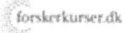

Wilcoxon-testen hedder også Wilcoxon matched paired signed rank sum test. I eksemplet her, har man malt værdien for en blodprøve før og efter en behandling. Så har man for hver person udregnet differencen mellem før værdien og efter værdien, og så har man gjort alle tal til absolutte tal, således at f.eks. -440 er blevet til 440. Dernæst har man rangordnet alle de absolutte differencer fra den laveste som her er 11 til den højeste som er 1479. Så er hver observation tildelt en rank, baseret på rækkefølgen (af de absolutte differencer) og dernæst har man lagt ranks sammen for alle de oprindelige negative differencer og det giver en sum på 63, og så har man lagt ranks sammen for alle de positive differencer, hvilket giver en sum på 147. Hvis der ikke var forskel mellem før og eftermålingen, ville man forvente at de summer var ca. lige store. For at undersøge om de er signifikant forskellige bruger man en tabel.

Wilcoxon
(Wilcoxon matched pairs signed rank sum test)

Difference Før-Efter (TB) (cells/mm3)	Absolute difference	Rank (absolute)
-440	440	13
-410	410	12
-466	466	14
-41	41	4
-116	116	7
-231	231	10
-15	15	2
-11	11	1
33	33	3
57	57	6
52	52	5
218	218	9
120	120	8
346	346	11
810	810	18
692	692	17
490	490	15
1479	1479	20
672	672	16
947	947	19

Sammenligner summen af ranks for:

- Negative differencer: 63
- Positive differencer: 147

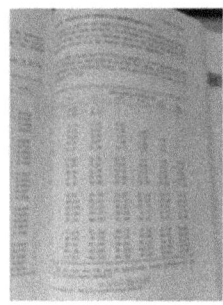

Altman 1991   forskerkurser.dk

Summerne (63 og 147) sætter man ind i sin tabel og afhængig af antallet af observationer og værdien for negative eller positive differencer, vil man kunne få en p-værdi. Igen får man ikke noget udtryk for hvor stor forskellen er eller et konfidensinterval for forskellen. Når man laver Wilcoxon-testen på computeren vil man ikke selv skulle slå p-værdien op i bog, men i stedet få den direkte af programmet.

Wilcoxon og Mann Whitney i SPSS

Wilcoxon eller Mann Whitney-testen finder man under Analyze, non parametric test og enten independent sample eller related sample. Ved at vælge independent sample er det Mann Whitney-testen man kan finde og vælger man related samples vil man kunne finde Wilcoxon testen.

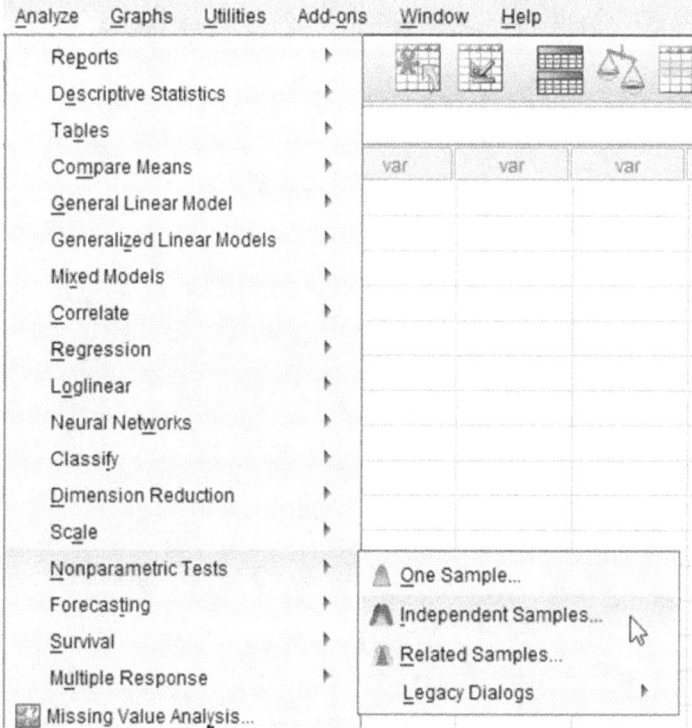

I eksemplet laves der en Mann-Whitney test. Man går ind under "independent samples" og får denne dialogboks op. Under fanebladet fields skal man angive hvilket felt der er testfeltet, (ligesom i t-testen) og man skal angive hvilken variabel der definerer gruppeopdelingen, i dette eksempel er det variablen køn.

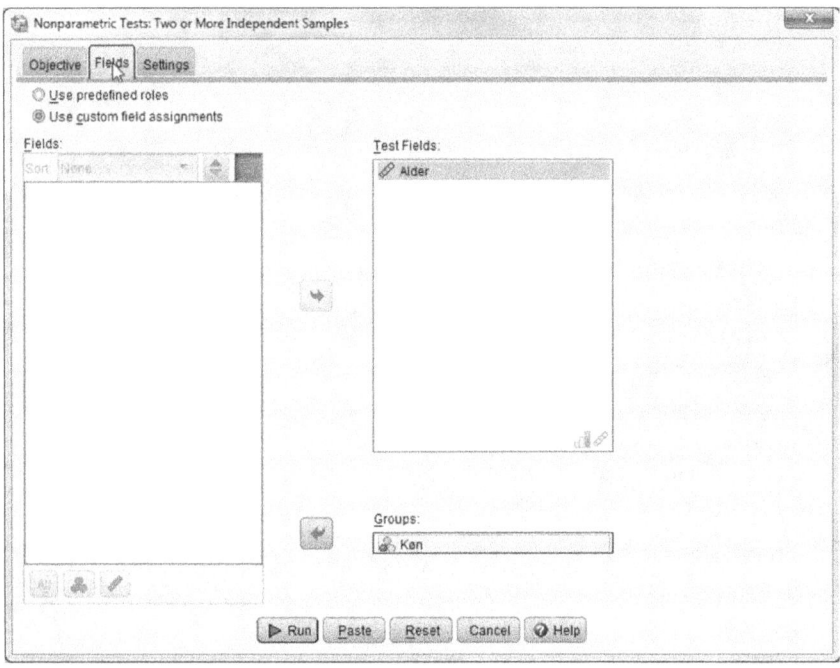

Under settings kan man så vælge SPSS automatisk skal vælge, hvilken test man får eller man kan vælge selv at bestemme hvilke(n) test man ønsker SPSS skal bruge.

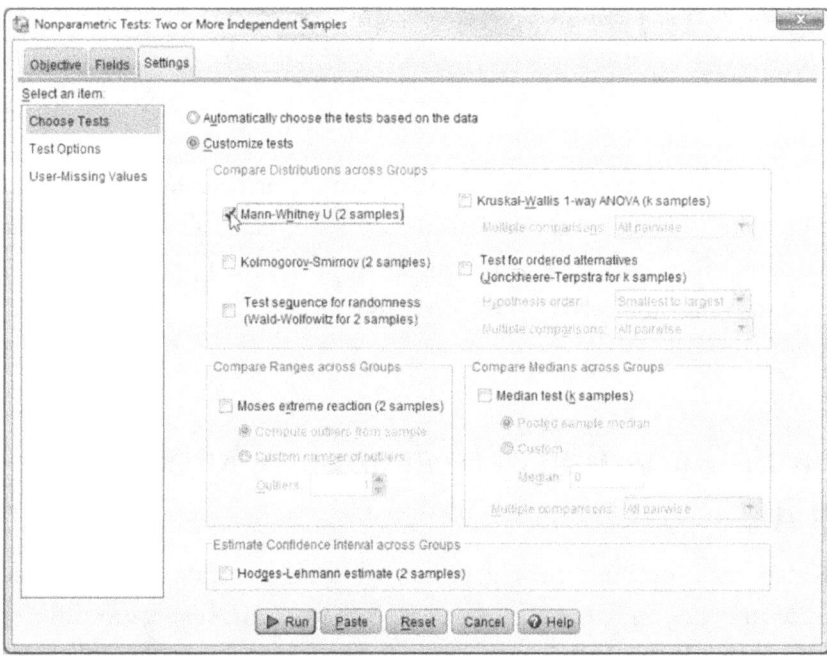

Vælger man f.eks. her Mann Whitney-testen så kan man trykke på run og så får man følgende meget begrænsede output.

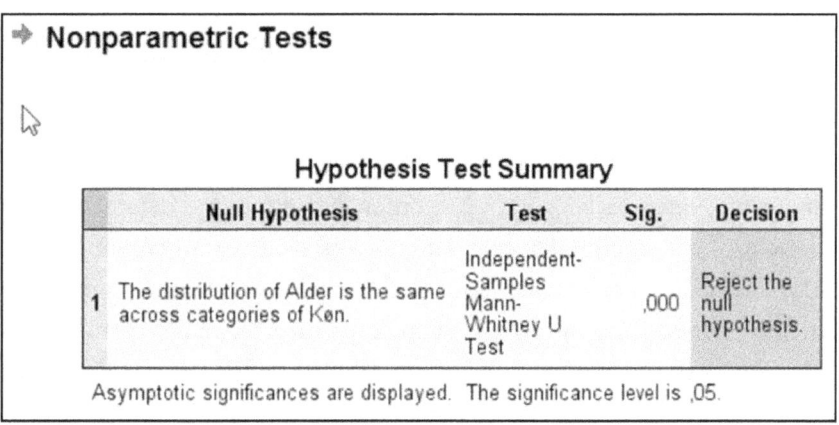

Som man kan se får man altså kun en p-værdi ud og anbefaling af at afvise nul-hypotesen. Her er den lavet på den samme variabel som før, altså alder, selvom alder er normal fordelt for grupperne. SPSS kan altså ikke selv beslutte sig for om den skal lave en t-test eller en

Mann Whitney-test, det må man selv sørge for. Bemærk her at man ikke får en angivelse af forskellens størrelse, eller sikkerhedsgrænser på denne forskel. Det er en af årsagerne til at man gerne vil arbejde med normalfordelt data og parametriske tests.

Sammenligning af to grupper – kategoriske data

Kategoriske data er, som gennemgået tidligere, data eller variable, hvor man har registreret hvilken kategori hver forsøgsperson tilhører. Klassiske eksempler er øjenfarve, hvor ens forsøgspersoner eller deltagere kan være kategoriseret efter om de har grønne, blå eller brune øjne. Kategoriske data kan også være binære som f.eks. køn med mand og kvinde. Herudover har man de lidt specielle kategoriske data som kan være rangordnede (ordinale variable). Det kan f.eks. være ASA-klasse, hvor man kan være i forskellige kategorier, men hvor kategorierne har en indbyrdes rangorden, eksempelvis er ASA-1 mere fordelagtigt for patienten end at være i ASA-4. Ofte vil man kunne analysere denne type data, altså rangordne kategoriske data, som enten kontinuerlige data som blev gennemgået tidligere eller som kategoriske data, som gennemgås nu. Man skal dog være opmærksom på, at analyserer man rangordnede kategorier med Fishers test eller Chi square test så er det fornuftigt at konsultere en statistikbog eller en statistiker, da der er specielle forhold man skal være opmærksom på.

Kategoriske data

Chi-square/Fisher's test

* Sammenligning af fordelinger for kategoriske data

* Tester om fordelingen af søjlevariable er afhængig af rækkevariable i k x k tabel.

* Er der forskel I observeret og forventet fordeling?

I dette kapitel gennemgås Chi square testen og Fishers test. De to test sammenligner fordelingen af kategoriske data og man sammenligner fordelingen i en variabel og undersøger om den er afhængig af fordelingen i en anden variabel. Ofte vil man sætte det op som en k x k tabel og det mest klassiske er en såkaldt 2 x 2 tabel. Det kan være, at man undersøger forekomsten af genindlæggelser, hvor man har kategoriseret genindlæggelse som ja/nej og set på, om den hænger sammen med eksempelvis køn. Så kan man analysere om der er sammenhæng mellem køn, (mand eller kvinde) og risikoen eller sandsynligheden for at blive genindlagt. Det som testen gør rent matematisk er, at den undersøger om der er forskel i de observerede fordelinger og sammenligner dem med de forventede fordelinger. Lidt ligesom med nul-hypotesen og alternativ-hypotesen hvor nul-hypotesen er, at der ikke er sammenhæng mellem de to kategorier og hvor alternativ-hypotesen er, at den ene kategori påvirker fordelingen i en anden kategori. Rigtig mange kliniske studier benytter sig netop denne opsætning af data, altså påvirker allokeringen (intervention vs. Placebo) fordelingen i outcome, som kunne være stærke smerter: ja/nej.

Består man eksamen, hvis man har læst pensum?

I tabellen kan man se resultater fra et studie, hvor man har undersøgt om studerende har bestået deres eksamen, afhængig af om de har fået læst pensum eller ej. I studiet har man delt de studerende op efter om de har læst alt pensum eller ej. Det betyder selvfølgelig at der vil være nogen som har læst noget af pensum, men ikke det hele.

Bestået eksamen	Læst hele pensum	Ikke læst hele pensum	Total
Ja	28	48	76
Nej	10	114	124
Total	38	162	200

I denne tabel er man startet med at skrive de rå tal op, således at man kan se, at 28 studerende læste hele pensum og bestod eksamen og at 10 studerende, der på trods af at have læst hele pensum bestod eksamen, altså en total på 38 studerende der havde læst hele pensum. Så kan man også se, at der er totalt var 162 studerende, som ikke havde læst pensum og at der i alt var 200 studerende i undersøgelsen. Umiddelbart er det svært at se ud fra tallene, om det hjælper at læse hele pensum. Derfor kan det være en fordel at sætte procenter på.

Bestået eksamen	Læst hele pensum	Ikke læst hele pensum	Total
Ja	28 (73%)	48 (29%)	76
Nej	10 (27%)	114 (61%)	124
Total	38	162	200

Når der er sat procenter på, så kan man se, at 73 % af de studerende, der læste pensum, bestod eksamen i forhold til kun 29 % af de studerende, der ikke læste pensum.

Umiddelbart vil man mene, at der er en sammenhæng mellem det at læse pensum og sandsynligheden for at bestå eksamen. Altså at den ene variabel læste pensum, har betydning for fordelingen i den anden variabel bestået eksamen. Om der er statistisk sammenhæng mellem de kategoriske variable undersøges ved hjælp af Pearson's Chi-square.

Først ser man på de observerede værdier. De to variable kan kombineres på fire måder. Har de studerende bestået eksamen ja/nej og har de studerende læst pensum ja/nej. Dernæst udregner man hvad man ville forvente (expected) i hver kategori, hvis de to kategoriske variable ikke påvirkede hinanden. Man kan nederst se, at der i alt var 19 % af de studerende, som havde læst hele pensum og dermed var 81 % af de studerende, ikke havde læst pensum. Hvis ikke det har betydning for om de studerende består eksamen eller ej, vil man fordelingen 19/81 vil gælde både for dem der bestod eksamen og dem der ikke bestod eksamen. Man vil altså forvente at 19 % af de 76 studerende der bestod eksamen, ville have læst pensum og at 81 % af de studerende bestod eksamen, ikke havde læst pensum. De forventede værdier for dem der bestod eksamen bliver altså 19 % x 76 = 14,44 og 81 % x 76 = 61,56. Nu kan man se, at de forventede og de observerede forekomster afviger fra hinanden, hvilket tyder på at det læse pensum har betydning for om man består eksamen.

Bestået eksamen	Læst hele pensum	Ikke læst hele pensum	Total
Ja	O: 28 E: 19 % af 76 = 14,44	O: 48 E: 81 % af 76 = 61,56	76
Nej	O: 10 E: 19 % af 124 = 23,56	O: 114 E: 81 % af 124 =100,44	124
Total	38 (19 %)	162 (81 %)	200

Når man har udregnet det forventede antal i hver celle, så udregner man differencen mellem forventet værdi og observeret værdi for hver celle. Man kan her i alle felter se, at det bliver en difference på enten plus eller minus 13,56. Dette tal sætter man ind i ligningen og udregner således testens Chi square værdi, angivet som $\chi 2$.

Pearson's chi-square

Andy Field

Bestået eksamen	Læst hele pensum	Ikke læst pensum	Total
Ja	O: 28 E: 14,44 O-E = 13,56	O: 48 E: 61,56 O-E = -13,56	76
Nej	O: 10 E: 23,56 O-E = - 13,56	O: 114 E: 100,44 O-E = 13,56	124
Total	38	162	200

- $X^2 = 25,35$
- $P < 0,01$

$$\chi^2 = \sum \frac{(\text{observed}_{ij} - \text{model}_{ij})^2}{\text{model}_{ij}}$$

forskerkurser.dk

Det er sammenligneligt med testværdien man kunne aflæse i SPSS-outputtet for t-testen. Denne værdi bruger man i en tabel, sammen med antallet af forsøgspersoner til at se hvad denne Chi square værdi svarer til i p-værdi. I praksis bruger man et computerprogram, der angiver den præcise p-værdi på baggrund af Chi square værdien, men i "gamle dage", brugte man en. I dette tilfælde får man en Chi square værdi på 25,35, som giver en p-værdi på < 0,001. Der er altså fundet en signifikant sammenhæng mellem den kategoriske variabel "læst pensum "og den kategoriske variabel "bestod eksamen".

Man må ikke applicere Chi square testen ukritisk. Ligesom med andre statistiske tests er der en række forudsætninger, der skal være opfyldt. Forudsætningen for en Chi-square test er, at man skal antage, at ens data har en Chi square fordeling. Det bliver meget teknisk og derfor bruger man i stedet en tommelfingerregel, som i tilsiger, at 80 % af cellerne skal have en forventet værdi på > 5. Hvis man kigger på de forventede værdier i eksemplet fra før kan man se, at alle celler har en forventet værdi > 5, den mindste har værdien 14,44. Dermed er forudsætningerne opfyldt for at lave en Chi square test.

Pearson's chi-square

Bestået eksamen	Læst hele pensum	Ikke læst pensum	Total
Ja	O: 28 E: 14,44	O: 48 E: 61,56	76
Nej	O: 10 E: 23,56	O: 114 E: 100,44	124
Total	38	162	200

- **Forudsætninger:**
  - **Chi-square fordeling**
  - **I praksis: 80% af cellerne, forventet > 5**

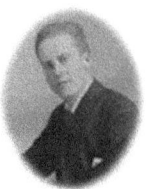

Karl Pearson
1857 - 1936
forskerkurser.dk

Hvis man er i en situation hvor man ender med at have en forventet værdier i én af cellerne på < 5, så anvender man Fishers test i stedet. Fishers test er historisk set anvendt på 2 x 2 tabeller med små tal. Altså, hvor man har en eller flere celler der har en forventet værdi < 5. Det er dog lidt en historisk betragtning, da de fleste moderne computerprogrammer vil kunne lave en Fishers test på større tabeller.

Fisher's test

- Når forventet <5
- Oftest ved 2x2 tabel

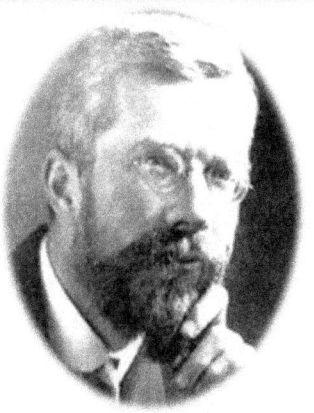

Sir Ronald Fisher (1890-1962)

forskerkurser.dk

Grunden til, at man tidligere har skelnet mellem at lave en Fishers test og en Chi square test er, at Fishers test er meget "regnetung", så længe man skal lave det i hånden. Har man computer til rådighed til at lave testen, så kan man vælge at lave Fishers test også selvom alle celler har en værdi > 5 også selvom man har en tabel der er større end 2 x 2. Man ser dog oftest at de fleste anvender Chi-square testen, medmindre forudsætningen om >5 i alle celler ikke er opfyldt.

Konfidensintervaller for proportions

Som tidligere nævnt kan man udregne et konfidensinterval på en mean-værdi eller udregne et normalområde for kontinuerlige data, men man kan også udregne konfidensintervaller for proportions – altså for andele eller procenttal. I eksemplet fra før så man at 73 % af de studerende, der læste hele pensum, de bestod eksamen, men det spørgsmålet er, hvor sikker er man på dette tal?

Confidence intervals for proportions

- 73% af studerende, der læste pensum, bestod eksamen.
- Usikkerheden på estimatet?

- $se(p) = \sqrt{p(1-p)/n} = \sqrt{0{,}73(1-0{,}73)/38} = 0{,}07$

- 95% konfidensinterval:
- $0{,}73 \pm 2 \cdot 0{,}07 = (0{,}59\;;0{,}87)$

- 73% (59% – 87%) af studerende, der læste pensum
- 29% (23% – 37%) af studerende, der ikke læste pensum

forskerkurser.dk

Sikkerheden på estimatet – altså sikkerheden på de 73 % kan udregnes ved først at udregne "standard error of the proportion". Før havde man standard error of the mean, der kunne bruges til at udregne konfidensintervallet for mean-værdien, nu skal man bruge standard error of the proportion for at udregne konfidensintervallet for en proportion. Ligningen kan ses af billedet her og ved at indsætte de rigtige værdier får man en standard error på 0,07. Konfidensintervallet bliver således estimatet som var 0,73 ± 2 x 0,07. Dermed får man et konfidensinterval fra 59 % til 87 %. Udregner man konfidensintervallet for andelen af studerende, der ikke læste pensum, men som bestod eksamen, får man et konfidensinterval fra 23 % til 37 %. Man kan se, at disse konfidensintervaller ikke overlapper, og dermed understøtter det, at der er forskel mellem de to grupper og at det at læse pensum altså har betydning for, om de studerende består eksamen. Som man også kan se af dette, er det relativ simple udregninger der skal til for at få et konfidensinterval på en andel. Det betyder, at man selv kan udregne det, såfremt man i en artikel kan finde estimatet, altså procenttallet og antallet af deltagere.

Chi square og Fishers test i SPSS

Der er flere måder at komme frem til en Chi square eller en Fishers test i SPSS. Ved den måde der vises her skal man finde analyze, descriptive statistics og crosstabs.

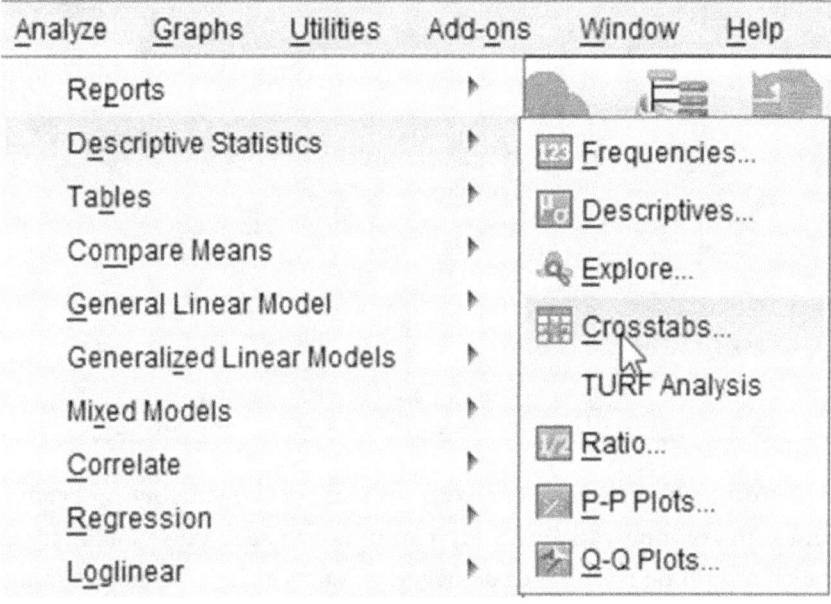

I crosstabs skal man vælge hvilken variabel man vil have som rækkevariabel og hvilken variabel man vil have som kolonnevariabel i sin k x k tabel.

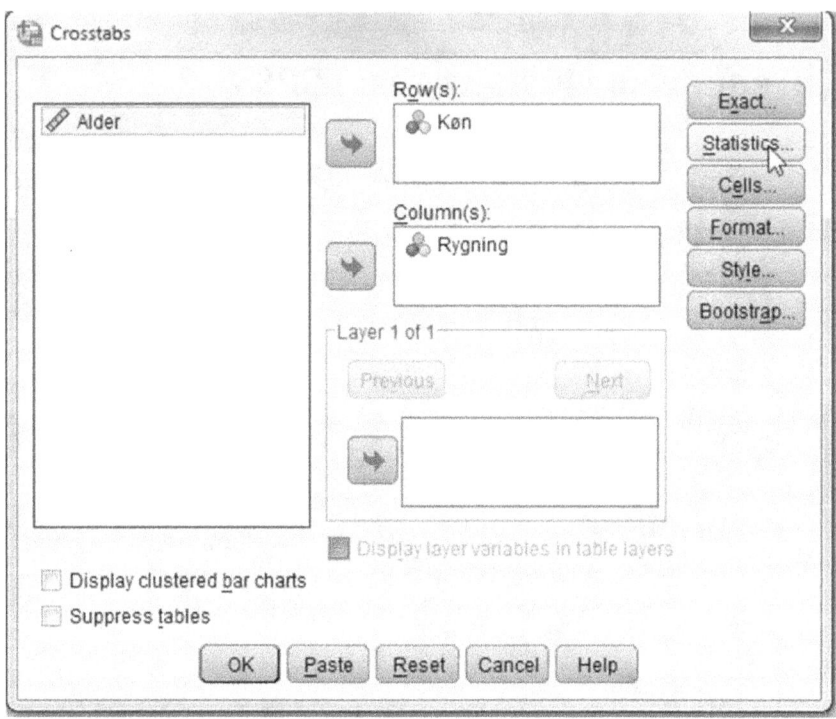

I dette tilfælde har man sat køn ind som række-variabel og rygning ind som kolonne-variabel. Som man også kan se af de små ikoner ved siden af køn og rygning, er de begge to kategoriske nominelle variable og køn er kodet som 0/1 og rygning er også kodet som 0/1, hvor 0/1 for køn betyder kvinde/mand og 0/1 for rygning betyder ryger ja/nej. Før man trykker OK skal man ind i statistics… og der vælger man Chi-square.

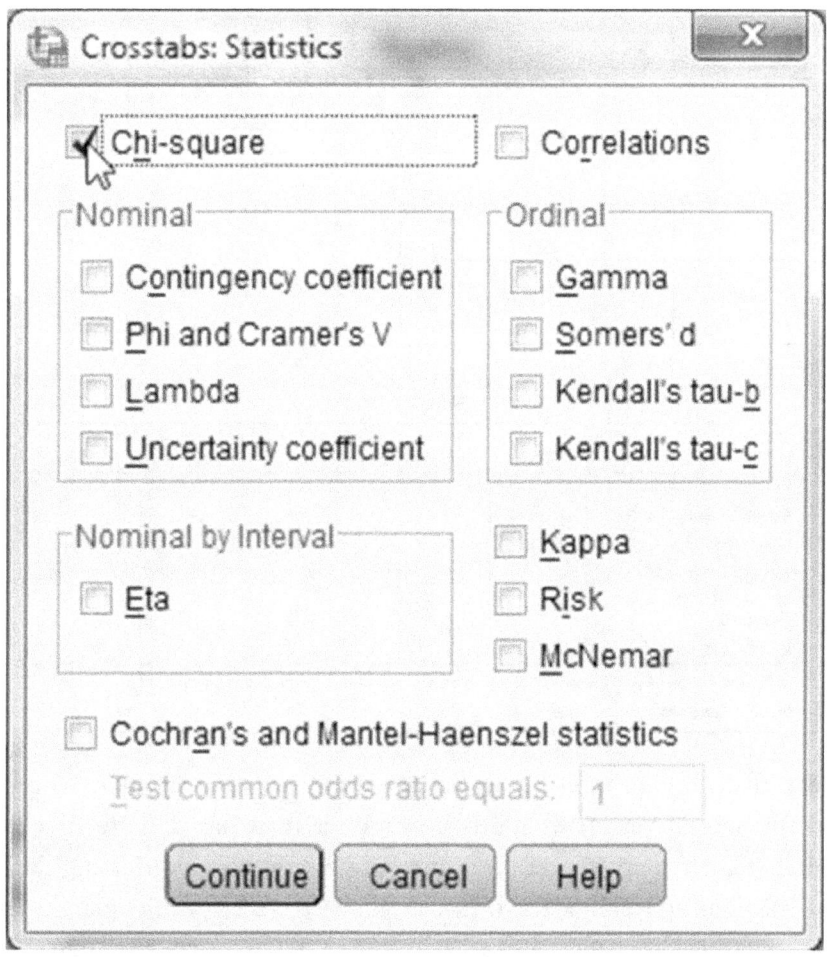

Der er mange andre muligheder herinde og i andre situationer kan det vise sig, at nogle af disse er relevante. Så trykker man continue og OK og så får man dette output.

→ Crosstabs

Case Processing Summary

	Cases					
	Valid		Missing		Total	
	N	Percent	N	Percent	N	Percent
Køn * Rygning	2152	99,9%	2	0,1%	2154	100,0%

Køn * Rygning Crosstabulation

Count

		Rygning		Total
		,00	1,00	
Køn	0	672	11	683
	1	780	689	1469
Total		1452	700	2152

Chi-Square Tests

	Value	df	Asymp. Sig. (2-sided)	Exact Sig. (2-sided)	Exact Sig. (1-sided)
Pearson Chi-Square	435,778[a]	1	,000		
Continuity Correction[b]	433,717	1	,000		
Likelihood Ratio	571,420	1	,000		
Fisher's Exact Test				,000	,000
Linear-by-Linear Association	435,575	1	,000		
N of Valid Cases	2152				

a. 0 cells (0,0%) have expected count less than 5. The minimum expected count is 222,17.

b. Computed only for a 2x2 table

Man øverst i outputtet og kigger på case processing summary. Først ser man hvor mange valide observationer man har. I dette tilfælde 2152 valide observationer. Der er to observationer med missing data, og man har en total på 2154. Det er vigtigt at se her, om det stemmer overens med det man burde have eller det man mener man har indtastet. Såfremt en observation, altså en person har manglende information i enten køn eller i rygning, så udgår de fra analysen. I den næste tabel kan man se fordelingen af køn og fordelingen af rygning. Igen er det fornuftigt at se om man har de forventede antal i de forskellige kategorier. I den sidste tabel har man så resultatet af Chi-square testen. SPSS giver resultatet af en række forskellige tests, hvor man oftest vælger Pearson's Chi-Square test. Man kan først se testens værdi (Value), altså Chi-square værdien, dernæst hvor mange frihedsgrader der er, og så kommer p-værdien, som er den der står under Asymp. Sig. (2-sided). I dette tilfælde har man altså en p-værdi der er < 0,0005. Der er altså signifikant sammenhæng mellem køn og rygning. Hvor forskellen ligger og hvem der ryger mest må man så op og regne ud, ud fra den første tabel. Man kan også her se, at man får p-værdien for en Pearson's Chi square test hvor man har lavet en korrektion, og man får også Fishers test. Man kan dog se nede i note a, at der er 0 celler der har en forventet værdi < 5. Man kan altså roligt benytte os af Chi square testen, havde man celler med en forventet værdi <5, skulle man benytte sig af resultat i rækken med Fisher's Exact test.

Ratio

- **Risk-ratio RR:** $\dfrac{Risiko\ i\ gruppe\ A}{Risiko\ i\ gruppe\ B}$

- **Odds-ratio:** $\dfrac{Odds\ i\ grupe\ A}{Odds\ i\ gruppe\ B}$

Odds= $\dfrac{Antal\ syge}{Antal\ ikke\ syge}$

- **Værdien 1 er af interesse**

forskerkurser.dk

Når man har med kategoriske data at gøre kan man enten rapportere procenttallene for hver gruppe, men man kan også sammenligne to grupper med hinanden med en ratio. En risikoratio forkortet RR udregnes ved at tage risikoen i den ene gruppe og dele med risikoen i den anden gruppe. Hvis risikoen i gruppe A er større end risikoen i gruppe B vil man få en risiko-ratio der er > 1 og omvendt hvis risikoen i gruppe A er mindre end risikoen i gruppe B vil man få en risiko-ratio der er < 1. Hvis risikoen i de to grupper er lige store – så vil man få en ratio på 1 og der vil således være ingen forskel. Derfor er værdien 1 meget vigtig når man ser på ratioer. Det er meget sjældent at man vil få en ratio på præcis 1,0 hvorfor konfidensintervallet for risiko-ratioen er vigtige at se på. Overlapper konfidensintervallet værdien 1, er der ikke signifikant forskel i de to risici.

Man kan også udregne odds ratioer i stedet. Odds ratioer er oftest, lidt afhængige af hvor store tallene er og hvordan de fordeler sig, næsten lig med risiko-ratioen. Odds ratioen udregnes ved at dele odds i den ene gruppe med odds i den anden gruppe. Odds 'et udregnes som andel af syge divideret med antallet af ikke syge. Det gør man så for hver gruppe og deler de to odds med hinanden. Udregning af konfidensintervaller for RR og OR gennemgås ikke i denne bog.

Sample-size

Sample-size, styrkeberegning eller power beregning, kært barn har mange navne. Styrkeberegning eller sample-size beregningen bør laves før man udfører studiet for at få et realistisk estimat af hvor mange forsøgsdeltagere eller forsøgspersoner man skal bruge. Formålet med dette kapitel er at læseren får forståelse for α, β, effektstørrelse og hvordan disse tre parametre påvirker forsøgsdeltagerantallet, og samtidig hvorledes antallet af forsøgsdeltagere påvirker disse tre størrelser.

Sample size

Antallet af forsøgspersoner det *forventes* at kræve for at den *forventede* forskel mellem grupperne bliver signifikant.

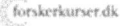

Sample-size er: antallet af forsøgspersoner det forventes at kræve for at den forventede forskel mellem grupperne bliver signifikant. Læg mærke til, at det er det antal man forventer at det kræver for at den forventede forskel bliver signifikant, det betyder altså, at hvis ikke forskellen er så stor som forventet så passer det antal forsøgspersoner man inkluderer altså ikke, da det ligeledes er en forventning eller estimat. En sample-size er altså ikke en garanti for at man får et signifikant resultat, men øger sandsynligheden for at det sker. Derfor er det også vigtigt, når man laver en sample-size at man ikke har for høje forventninger til effekten af behandlingen eller forskellen mellem grupperne. Hvis man har en forventning om en meget stor forskel, altså meget stor effekt af sin behandling, så behøver man meget få forsøgspersoner til at påvise denne. Det betyder så, at har man været for optimistisk i sine estimater eller forventninger, og dermed inkluderet få personer i sit studie, risikere man at få et ikke signifikant resultat.

Tre parametre

- **Signifikansniveau (alpha)**

- **Power (1-Beta)**

- **Effect size**

- **Statistisk test**

forskerkurser.dk

Der er tre parametre som påvirker hvor mange forsøgspersoner man skal bruge i sit studie, altså hvor stor sample size skal være. De tre parametre er signifikansniveauet kaldet α, poweren som er 1 minus β og effekt-sizen. Udover at beslutte sig for disse tre parametres størrelse, skal man også overveje hvilken statistisk test man ønsker at benytte sig af når man analysere resultaterne af sin opgørelse.

Signifikansniveau α

- Den værdi af p, hvor vi betragter resultatet for at være signifikant

- Oftest besluttes alpha = 0,05

- "... a p≤ 0.05 was considered significant..."

- Kan sættes lavere ved interventioner med store risici eller i studier med multipel testning

forsketkurset.dk

Signifikantniveauet kaldes alfa (α) og det er den værdi af p, hvor man betragter resultatet for at være statistisk signifikant. I almindelig sundhedsvidenskabelig forskning sætter man oftest signifikans-niveauet (α) til 0,05. Man skriver det ind i en artikels metodeafsnit under statistikdelen hvor der f.eks. står "p $\leq$ 0.05 was considered significant". Alfa-niveauet eller signifikansniveauet er altså ikke givet på forhånd og de 0,05 er heller ikke skrevet i sten. Det er opstået på baggrund af traditioner og det er det, som de fleste vælger. Man kan sagtens vælge at sætte signifikansniveauet anderledes. Har man f.eks. en intervention, hvor der er store risici forbundet med at give behandlingen, så kan det være at man sætter sit signifikansniveau lavere for at være mere sikker på at forskellen er der, i forhold til hvis behandling ikke har store bivirkninger. Det kunne f.eks. dreje sig om ny kemoterapi, som giver mange bivirkninger eller er meget bekostelig, at man beslutter sig for et signifikansniveau på 0,01, da man derved har en større sandsynlighed for at en statistisk forskel mellem de to grupper ikke skyldes tilfældigheder. Man kan også sætte signifikansniveauet lavere i studier hvor man har multipel testning. Det mest klassiske eksempel er fra studier, hvor man undersøger genprofiler og måske undersøger 100 eller 1000 forskellige steder i genomet. Hvis man så har et signifikansniveau på 0,05 som svarer til 1 ud af 20, så vil der være signifikant fund på måske 200 ud af de 1000 steder man undersøger genomet, ved ren tilfældighed. Så, man kan altså beslutte signifikansniveauet selv, men det vil se underligt ud at sætte det højere end 0,05 og man skal også have en god grund til at sætte det lavere end 0,05.

Type-1 fejl

Der er nogle begreber man skal have på plads før man kan forholde sig til størrelsen på alpha, og som også er vigtige, når man skal diskutere studiedesign. Et vigtigt begreb er type-1-fejlen. Ved en type-1-fejl afviser man nul-hypotesen, selvom den er sand.

Type 1 fejl

- **Nulhypotesen afvises, selvom den er sand.**

- **Optimist-fejlen**

- **Vi konkludere fejlagtigt at der er forskel mellem grupperne.**

- *Risikoen for type 1 fejl = signifikansniveauet*

Det kan være en situation, hvor man fejlagtigt konkluderer, at det nye Wonder-drug giver signifikant bedre outcome end den traditionelle behandling, men i virkeligheden er der ikke nogen forskel. Det skyldes ikke at man har tolket resultaterne forkert. Alle analyser er lavet som de skulle og p-værdien er <0,05, men det skyldes altså tilfældigheder, at der er forskel mellem grupperne. Type-1-fejlen kaldes også optimistfejlen, og man kan huske det med at hvis man kommer nummer 1 hver gang (type-1-fejl) så er man optimist.

Risikoen for type-1-fejl = signifikansniveauet. Det betyder altså, i langt de fleste sundhedsvidenskabelige forskningsprojekter er der en risiko på 5 % for fejlagtigt at konkludere, at der er en forskel mellem grupperne, som i virkeligheden skyldes tilfældigheder. Det understreger vigtigheden af, at gentage forsøg, og bede om at få en effekt eftervist af andre forskningsgrupper og andre steder, for at undgå eller minimere risikoen for type-1-fejl. Hvis man sætter signifikansniveauet til 1 % altså 0,01, så er risikoen for type-1-fejl også kun 1 %, men det kræver oftest alt for mange forsøgsdeltager at gennemføre studiet.

Power

Den næste parameter, der kan påvirke sample-size er power. Poweren er sandsynligheden for at påvise (den forventede) forskel mellem de to grupper. Når der er tale om en beregning man laver før man har lavet studiet, før man har sine resultater, altså før man kan observere en forskel, så er det altså den forventede forskel mellem grupperne, hvor stor er sandsynligheden for at påvise den?

Power (1-Beta)

- Sandsynligheden for at påvise den (forventede) forskel mellem grupperne

- Power = (1-Beta) = 0,80 (oftest)

- Afhænger af
  - Sample size
  - Variansen i observationerne (SD)
  - Signifikansniveauet

forskerkurser.dk

Oftest sættes poweren til 0,8 eller 80 %. Det betyder at man i et "standard-studie", har en sandsynlighed på 80 % for at påvise den forventede forskel. Poweren afhænger så af sample-sizen, den afhænger af variationen i observationerne, altså standarddeviationen, og den afhænger af signifikansniveauet. Ligesom signifikansniveauet er poweren noget forskeren selv beslutter. Det er sjældent at man vælger at sætte poweren lavere end 0,8, da man jo gerne vil påvise den forventede forskel mellem grupperne. I nogle situationer kan man vælge at sætte poweren højere til f.eks. 0,9 eller 0,95 og dermed får man en større sandsynlighed for at påvise den forventede forskel mellem grupperne. Man skal dog være opmærksom på, at når man ændrer poweren, så ændrer man også sample-sizen eller signifikansniveauet. Parametrene påvirker hinanden og man kan ikke ændre en uden at ændre en af de andre også. Man kunne vælge at sætte poweren til 0,9, hvis det er overkommeligt at gennemføre studiet og man ikke unødigt påfører forsøgsdeltagerne gener eller risici. Det kunne være et studie, hvor man undersøger to forskellige regimer til postoperativ behandling, hvor ingen af regimerne giver øget risiko for patienten ud fra hvad man ved, og man samtidig har mulighed for at inkludere mange patienter. Hvis man laver sin sample-size beregning og finder ud af, at man økonomisk og tidsmæssigt kan overkomme den øgede sample-size det vil kræve at øge power til 90 %, så kan man forsvare det og gennemføre studiet og får dermed en større sandsynlighed for at påvise den forventede forskel imellem grupperne. Igen skal man være opmærksom på, at der er tale om en forventet forskel som man af naturlige årsager ikke kender endnu.

Type 2 fejl

Power hænger direkte sammen med β, da Power = $1 - \beta$. Beta er vigtig, da β = risikoen for type-2-fejl. En type-2-fejl kaldes også pessimist-fejlen og det er den situation, hvor man ikke afviser 0-hypotesen selvom den er falsk.

Type 2 fejl

- Vi afviser IKKE nulhypotesen, selvom den er falsk

- Pessimist-fejlen

- Vi konkludere fejlagtigt at der ikke er forskel mellem grupperne

- *Risikoen for type 2 fejl = Beta (oftest 0,20)*

Sagt med lægmandsord; man konkludere fejlagtigt, at der ikke er forskel mellem grupperne. Det er ikke fordi analyserne er lavet forkert, eller fordi man fejltolker p-værdien. Hvis p-værdier er >0,05, så bør man konkludere at der ikke er forskel, men der er en risiko for at det er en fejlkonklusion. Denne fejlkonklusion kaldes type-2-fejl.

Type-2-fejlen er ofte fremhævet som en mulig forklaring på negative studier i diskussionsafsnittet i videnskabelige artikler. Man har måske et studie, hvor man har undersøgt operationsmetode A versus operationsmetode B og kan se, at der er forskel mellem gruppernes mean smerte når man kigger på tallene, men når man tester det statistisk, er det ikke signifikant. Det kan skyldes, at man har for få deltagere i sit projekt og man derved ikke får signifikant resultat og man derved fejlagtigt konkluderer, at der ikke er forskel mellem grupperne. Det kan selvfølgelig også skyldes, at der ikke er forskel mellem grupperne og så er der ikke tale om en type-2-fejl. Risikoen for type-2-fejl= β og sættes oftest til 20 %. Man kan overveje hvorfor man vil acceptere en risiko på 20 % altså 1 ud af 5 for at få et negativt studie, selvom ens intervention har en effekt. I forhold til hvor meget energi og hvor mange ressourcer der investeres i sundhedsvidenskabelig forskning, er det interessant, at 20 % af de studier, der undersøger virksomme behandlinger, rent tilfældigt ikke vil vise nogen forskel. Igen, størrelsen af poweren og beta er sat af historiske årsager og traditioner, men også fordi at øger man power, altså sænker risikoen for type-2-fejl skal man bruge uforholdsmæssigt mange flere forsøgsdeltagere, hvilket øger tids- og ressourceforbruget betragteligt.

Fejltyper

	Vi afviser nulhypotesen	Vi afviser IKKE nulhypotesen
Nulhypotesen SAND	**Type 1 fejl**	**OK**
Nulhypotesen FALSK	**OK**	**Type 2 fejl**

Her kan man se de to situationer vedrørende nul-hypotesen og de to scenarier man kan have i sit projekt: Man kan have et scenarie, hvor nul-hypotesen er sand men man afviser den – man afviser altså en sand nul-hypotese, man er optimist og tror at der er en forskel mellem grupperne, men har altså lavet en type-1-fejl. Så kan man have den gode situation, hvor man ikke afviser nul-hypotesen og hvor nul-hypotesen er sand. Det er selvfølgelig helt OK. Så kan man have en situation, hvor nul-hypotesen er falsk og man afviser den, man afviser altså en falsk hypotese, hvilket er OK. Endelig har man en situation, hvor nul-hypotesen er falsk, men man afviser den ikke. Så har man lavet en type-2-fejl, altså fejlen hvor man ikke får accepteret alternativ-hypotesen men accepterer nul-hypotesen og konkluderer (fejlagtigt), at der ikke er forskel mellem grupperne.

Effect size

Den tredje parameter, der kan påvirke sample-sizen er effekt-size eller effektstørrelsen. Effektstørrelsen er den forskel der er mellem de to grupper, altså effekten af intervention versus placebo eller effekt af intervention A versus effekt af intervention B. Effekt-sizen kan omregnes til et standardiseret mål og udtrykkes som Cohens d. Cohens d udtrykkes som $d = \frac{|\bar{x}_1 - \bar{x}_2|}{\sqrt{\frac{s_1^2 + s_2^2}{2}}}$. Man kan se af ligningen, at det

der afgør størrelsen på Cohens d, altså størrelsen på den standardiserede effekt-size, er forskellen mellem de to mean ($\bar{x}_1$ og $\bar{x}_2$) og at denne forskel deles med kvadratroden af standarddeviationen (s) i grupperne. Som man kan se her, så bliver Cohens d altså større, jo større forskel der er, men kan også blive mindre jo større spredning (s) der er i hver gruppe. Det betyder, at hvis man måler på noget, der har stor spredning og behandlingen samtidig har en lille effekt, så får man en lille effekt-size. Det betyder så, at man kan være nødsaget til at ændre på nogle af de andre parametre for at få sample-sizen til at blive et overkommeligt antal forsøgspersoner. Så sample-size afhænger af effekt-sizen, som afhænger af størrelsen på forskellen mellem grupperne og spredningen indenfor hver gruppe.

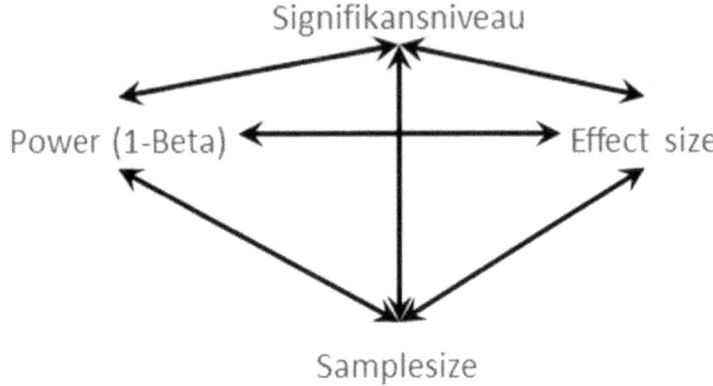

Det hele hænger altså sammen, når man laver samplesize-beregninger. Man kan se, at sample-sizen påvirkes af signifikansniveauet, poweren og effekt-sizen. Samtidig vil man ved at fastholde sample-size og ændre signifikansniveauet enten skulle ændre poweren eller effekt-sizen. Oftest vil det være sådan, at signifikansniveauet er besluttet til at være 0,05. Det samme er poweren – altså 0,8 – og så har man effekt-sizen eller sample-sizen og ændre på. Effekt-sizen altså den forventede effekt eller den forventede forskel mellem grupperne får man fra litteraturen eller fra et pilotforsøg. Hvis man har en effekt-size, som resulterer i en sample-size, der er meget stor, – måske så stor så det ikke er tidsmæssigt eller ressourcemæssigt overkommeligt – må man forsøge at ændre på effekt-sizen. Effekt-sizen kan ændres på to måder. Enten kan man finde en behandling eller dosis, der giver en større effekt, eller man kan måle på en patientgruppe eller forsøgspersonsgruppe som har en mindre spredning. Det kan være, at man undersøger en yngre patientgruppe og der er det klart, at hvis det handler om vægt eller højde vil man få en stor spredning hvis man har deltagere der er fra 5 til 15 år gamle, hvor man måske kan få en mindre spredning hvis man vælger forsøgspersoner der er mellem 12 og 15 år gamle. Så kan det være, at det ikke kræver lige så mange forsøgsdeltagere, og dermed kan studiet blive overkommeligt. Det kan også være, at man har en situation, hvor man har en meget stor effekt-size og at man med sit sædvanlige signifikansniveau på 0,05 og sin sædvanlige power på 80 % ender med en meget lille sample-size. I sådanne situationer kan det besluttes at "skrue poweren op" til måske 0,9, da man så får mulighed for at inkludere flere patienter og man dermed får en større sandsynlighed for at påvise den forskel der måtte være. Så alle tre parametre påvirker altså sample-size og alle tre parametre kan "skrues på", selvfølgelig indenfor rimelighedens grænser. Det er også vigtigt at huske, ikke at være for optimistisk når man laver antagelser om effekt-size, da man så risikerer at komme ud i en situation, hvor forskellen ikke bliver så stor som forventet og man derved får et studie, der ikke viser nogen (statistisk) effekt af behandlingen.

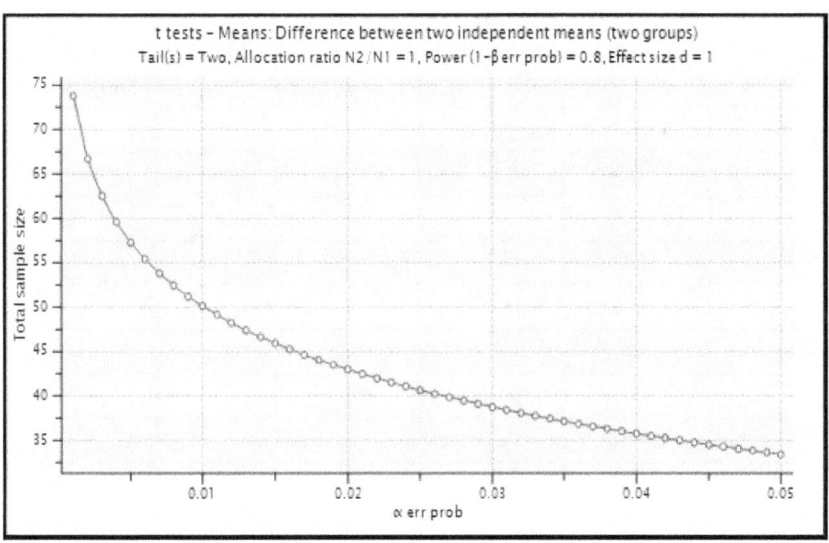

På ovenstående figur ses sammenhængen mellem signifikansniveauet og sample-sizen afbilledet, ved en effekt-size på 1,0. Som man kan se, stiger sample-sizen jo lavere signifikansniveauet bliver. Vælger man et signifikansniveau på 0,05 skal man bruge et sted mellem 30 og 35 patienter, hvis man har et signifikansniveau på 0,01 skal bruge 50 patienter. Man kan også se, at der ikke sker meget med sample-sizen når man går fra 0,05 til 0,04, men at det først er ved de mindre tal at sample-size virkelig øges.

Er man i planlægningsfasen af et studie er det en god idé at prøve at lave sample size beregninger selv. Der findes flere programmer, som er let tilgængelige, så som Sample Power 3 og G*Power. Sample size beregningen bør dog altid tjekkes efter med en erfaren kollega eller en statistiker.

☐

Avancerede modeller

Dette kapitel er tænkt som en orientering om de lidt mere avancerede statistiske modeller. Det er altså ikke meningen at man skal have den fulde forståelse efter at have læst dette kapitel, men blot have stiftet bekendtskab med en række begreber.

Indtil nu har det handlet om de situationer, hvor man har to målinger man sammenligner f.eks. mean smerte i én gruppe sammenlignet med mean smerte i en anden gruppe eller om køn har betydning for risikoen for at blive genindlagt – altså to kategoriske variabler der hver har to forskellige kategorier. Ofte har man dog flere målinger – altså mere end to målinger eller mere end to kategorier – man ønsker at sammenligne med hinanden. I rigtig mange studier har man en situation hvor man har mere end to målinger, som er af interesse. Det kan være en situation hvor man undersøger forbruget af smertestillende medicin for tre patientkategorier, det gør man på måske fire forskellige dage eller under 4 forskellige konditioner. Så kan man ikke længere bruge t-testen til at sammenligne meanværdierne eller Chi-square til at sammenligne om den ene variabel påvirker den anden variabel. Det er disse situationer der gennemgås her. Formålet med sidste kapitel her er ikke at give læseren redskaberne til selvstændigt at udføre analyserne, men er tænkt som en kort introduktion til en række begreber så man har mulighed for selv at læse videre på de tests der er relevante for ens projekt eller har bedre mulighed for at forstå analyser præsenteret i artikler man læser.

De analyser, man kan lave, er f.eks. ANOVA, korrelations-analyse, lineær regression, logistisk regression og multipel regression. Valget af analyse er afhængig af hvilket outcome man er interesseret i og hvad det er for nogle variable man bruger til at forklare outcomet. En forklarende variabel er en variabel der kan have betydning for outcomet. Det kan eksempelvis være, at man undersøger forekomsten af rygning blandt forældre og bruger det til at undersøge (forklare) om der er en sammenhæng mellem forældrenes rygning og børnenes påbegyndte rygning. Outcomet man er interesseret i kan selvfølgelig enten måles kontinuerligt – hvor man beskriver det med en mean- og standard-deviation, eller det kan måles som en kategorisk variabel, oftest en binær kategorisk variabel. Et binært outcome kan være rygning ja/nej – det kan være død ja/nej osv.

Hvis man forestiller sig en situation hvor man har et kontinuerligt outcome, f.eks. blodtryk og man så har en forklarende variabel hvor der er flere end to grupper – det kan være tre forskellige blodtrykssænkende stoffer, så kan man ikke bruge t-testen, da der er tre mean-værdier man undersøger. I denne situation bør man bruge en såkaldt one-way ANOVA.

Hvis man har en situation, hvor man igen ser på blodtryk og har f.eks. to kategoriske variable, en kategori der beskriver medicinen og en anden variabel der beskriver kønnet, så skal man bruge en two-way ANOVA.

Er man i en situation, hvor man bruger en kontinuert variabel til at forklare en anden kontinuert variabels størrelse, så kan man måle sammenhængen ved hjælp af en korrelations-koefficient. En korrelationskoefficient beskriver hvor godt én variabel stemmer overens med en anden variabel. Det kan være, at mg morfin stemmer overens med VAS-målingen.

Hvis man har en situation, hvor ens outcome er kontinuert og ens forklarende variabel er også er en kontinuert variabel kan man også vælge at lave en lineær regression. En lineær regression er en beskrivelse af, hvordan den forklarende variabel påvirker outcome variablen og det vigtige ved lineær regression er at begge variable er kontinuerlige. Det resultat man får ud af lineær regression vil være en ligning, en r-værdi og en p-værdi. Man får altså flere oplysninger, hvis man laver en lineær regression i forhold til hvis man laver en korrelation.

Hvis ens outcome er binært, altså død, eller genindlæggelse eller recidiv så kan man lave en logistisk regression. En logistisk regression viser ens resultat i odds-ratioer og p-værdier. Her er det vigtigt at se på estimatet for odds ratioen, men også på konfidensintervallet for odds ratioen.

Endelig har man den multiple regression, som både kan være multipel lineær regression eller multipel logistisk regression og her har man en situation, hvor man bruger flere forklarende variable til at forklare outcome. Det kan være at man både har køn og alder, altså både en kategorisk og en kontinuerlig variabel til at forklare outcome, eksempelvis blodtryk (multipel lineær regression) eller død (multipel logistisk regression). I det næste gennemgås eksempler på de forskellige analyser.

	Outcome of interest	Forklarende variable	Resultat
One-way ANOVA	Kontinuert - mean	Én kategorisk (>2 grupper)	P-værdi
Two-way ANOVA	Kontinuert - mean	To kategoriske	P-værdi
Korrelation	Kontinuert	Kontinuert	Korrelationskoeficient R
Lineær regression	Kontinuert	Én kontinuert	ligning, R og p-værdi
Logistisk regression	Binært		Odds ratio, p-værdi
Multipel regression		Flere, (både kontinuerte og binære)	Ligning, p-værdier

forskerkurser.dk

113

ANOVA

Hvis man har flere gentagne målinger kan man lave en såkaldt ANOVA-analyse. Hvis målingerne er uafhængige så bruger man en one-way ANOVA og forudsætningen for en one-way ANOVA er, at data er normalt fordelt. Har man f.eks. tre forskellige afdelinger, hvor man sammenligner indlæggelsestiden efter et bestemt indgreb, så er det vigtigt, at indlæggelsestiden for er normal fordelt for at kunne lave en one-way ANOVA. Er data ikke normal fordelt skal man bruge den test der hedder Kruskal-Wallis. En Kruskal-Wallis er altså den non-parametriske pendant til one-way ANOVA testen. Har man en situation, hvor man har afhængige målinger – det kan være en situation hvor man måler smerter på dag 1, 2 og 3 efter en operation og man vil undersøge om der er forskel mellem dag 1,2 og 3. Så skal man bruge det der hedder en repeated measure ANOVA, og igen er det vigtigt, at der er normal fordelte data. Er normal-fordelings-antagelsen ikke opfyldt, så skal man bruge en såkaldt Friedman test.

Analysis of variance = ANOVA

	Normalfordelt	Ikke normalfordelt
Uafhængige målinger	One-way ANOVA	Kruskal-Wallis
Afhængig målinger	Repeated measure of ANOVA	Friedman

forskerkurser.dk

Her kan man se et eksempel på afhængige målinger og uafhængige målinger. I figuren til venstre ser man en situation, hvor man har målt Her kan man se et eksempel på afhængige målinger og uafhængige målinger. I figuren til venstre ser man en situation, hvor man har målt smerter før operationen, på første postoperative dag, anden og tredje dag. I eksemplet til højre har man uafhængige målinger og her har man bedt en række forsøgspersoner om at vurdere kvaliteten af 4 forskellige film målt på en skala fra 1 – 10. De 4 film er uafhængige af hinanden og man kan derfor bruge en one-way ANOVA i den situation og i situationen hvor man har de samme patienter der måles fire gange skal man bruge en repeated-measure ANOVA.

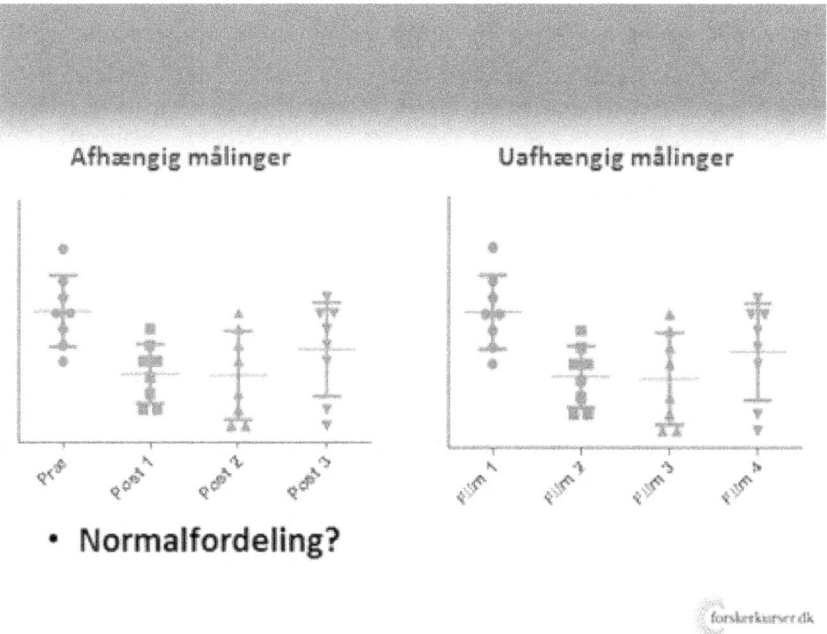

I følgende eksempel har man otte patienter der gennemgår laparoskopisk kolecystektomi. Man har målt blodsukker-niveauet inden morgenmaden på postoperative dag 1, 2, 3 og 4. Af tabellen her ses data for de 8 forsøgspersoner.

ID	POD 1	POD 2	POD 3	POD 4
01	8	7	1	6
02	9	5	2	5
03	6	2	3	8
04	5	3	1	9
05	8	4	5	8
06	7	5	6	7
07	10	2	7	2
08	12	6	8	1

Hver forsøgsperson har et ID-nummer og har så BS-niveauet for alle fire dage. Hvis man plotter dette ind på en graf ser det således ud:

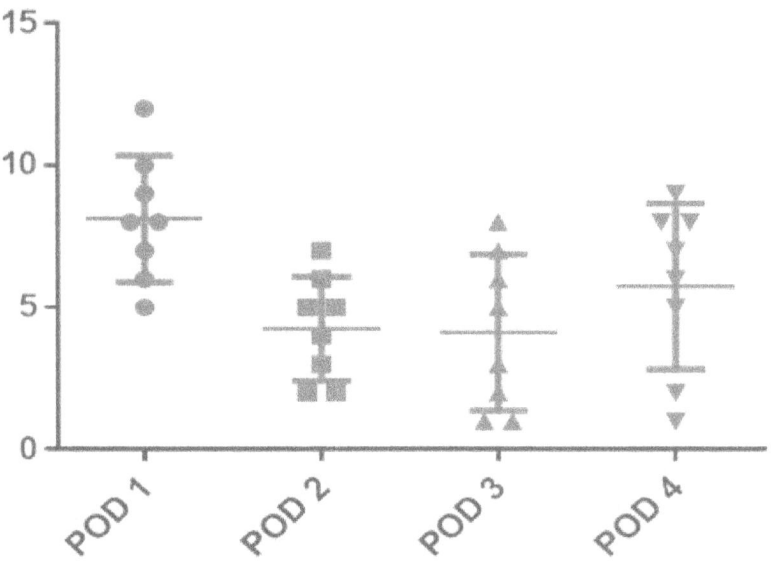

Her kan man se, at det ser ud til at postoperative dag 1 har en højere værdi end BS-målingerne for de resterende dage. Vælger man at lave

116

en ANOVA får man en p-værdi ud. I dette eksempel bliver p-værdien på < 0,05, altså statistisk signifikant. Tolkningen af p-værdien for ANOVA-test skal man være varsom med. I dette eksempel er der statistisk signifikant resultat af ANOVA-testen og der er dermed statistisk signifikant forskel på BS-målingerne. Problemet er at man ved ANOVA-testen kun får én p-værdi ud og dermed ikke kan sige, hvor forskellen ligger. Man bør så vidt muligt på forhånd have planlagt hvilke sammenligninger man ønsker at lave. Ønsker man at lave en overordnet sammenligning for at se om der er forskelle et eller andet sted i data-sættet, eller ønsker man at sammenligne f.eks. postoperativ dag 1 med dag 2, så er det OK at gøre det. Problemet er i denne situation, at der er mange forskellige sammenligninger man kan lave. Som tommelfingerregel siger man, at hvis man får ikke-signifikant p-værdi på sin ANOVA-test bør man ikke lave individuelle sammenligninger mellem grupperne, men i denne situation, hvor man har en p-værdi på < 0,05 kan man forsvare at teste om der er forskel mellem f.eks. dag 1 og 2. En signifikant p-værdi fortæller os altså blot, at mindst én af mean-værdierne er forskellige fra de andre mean-værdier.

Man kan f.eks. vælge at teste forskellen mellem postoperative dag 2 og 3 og i denne situation, hvor man har to grupper begge to normalfordelte og man ønsker at sammenligne de to mean kan man vælge at anvende t-testen og da der er tale om parrede data vil det være mest oplagt at anvende en parret t-test.

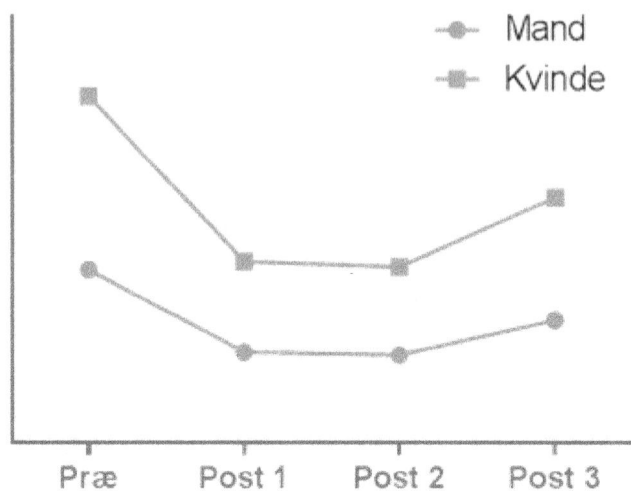

På denne graf ses en situation, hvor man har et kontinuert outcome som kunne være smerter målt på y-aksen. Så er der en kategorisk variabel (dagene), som er præ- post-1, post-2 og post-3, og så har man en kategorisk variabel mere, som er køn, der opdeler data i mænd og kvinder. I denne situation skal man bruge en two-way repeated-measure of ANOVA da man har to forklarende variable (både dag og køn).

Korrelation

Man kan have en situation, hvor man har to kontinuerte variable og ønsker at undersøge sammenhængen mellem de to. Det kunne være at man forsøger at undersøge sammenhængen mellem faderens højde og barnets fødselsvægt. På billedet her har man plottet median indkomst i et land og børnedødeligheden (pr. 1000 fødte) ind. Man kan se, at jo højere indkomsten er i et land, jo lavere er børnedødeligheden. Spørgsmålet er hvordan man skal beskrive denne sammenhæng. Man kan vælge at lave en korrelationsanalyse, hvor man får et tal som udtryk for "hvor godt" de to variable følger hindanden, altså korrelere.

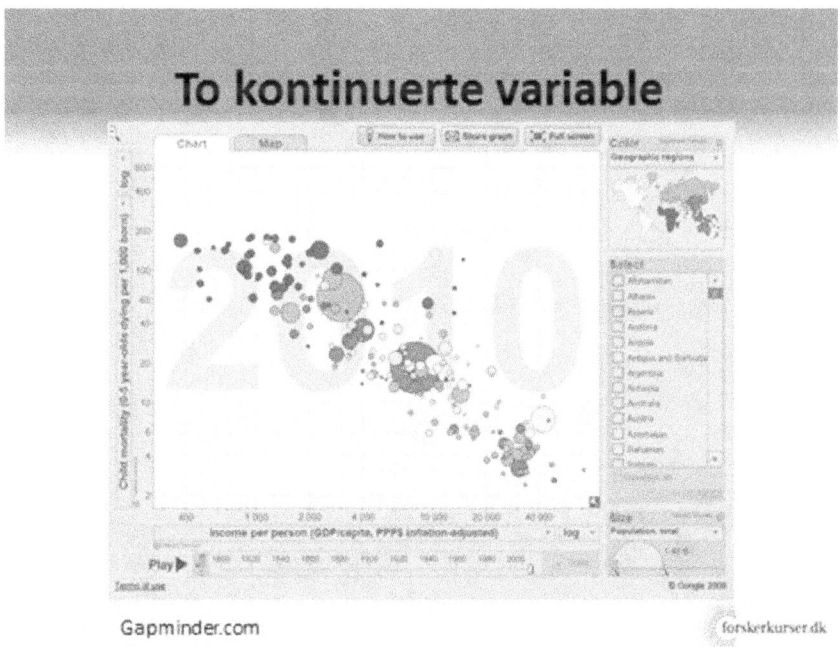

Gapminder.com

forskerkurser.dk

Det vigtige, når man laver en korrelationsanalyse er, at man ikke har valgt værdierne af nogen af variablerne. Man må altså ikke have valgt størrelsen på den ene. Det kunne være at man undersøgte propofol-dosis og niveauet af sedering. Man skal være opmærksom på at man ikke kan bruge en korrelationsanalyse til at måle sammenhæng mellem hvor mange mg propofol man giver og hvor dybt sederet patienterne bliver, da man har mulighed for at vælge hvor mange mg man giver. Begge variable skal altså være tilfældige. Det kunne være faderens højde som forklarende variabel til barnets højde. Man har ikke mulighed for at vælge værdierne af faderens højde, så længe man ikke vælger fædre til studiet efter deres højde. Hvis man vælger kun at medtage meget små mænd og meget høje mænd vil man mangle data i midten og man kan så få en falsk høj korrelationskoefficient.

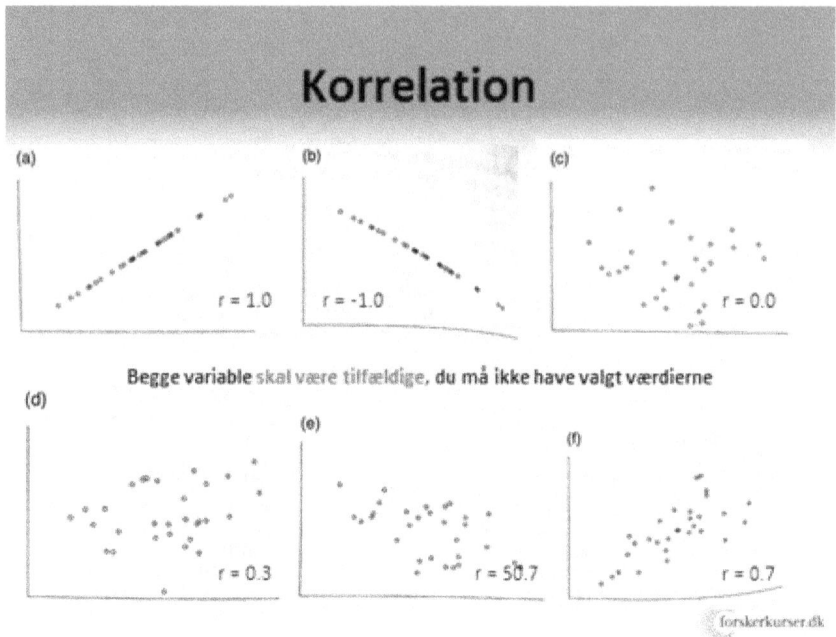

Korrelationskoefficienten kaldes ofte R og kan antage værdier fra mellem -1 til +1. I eksempel (a) har man en positiv korrelation og da alle punkter ligger på en lige linje får man korrelationskoefficienten 1,0. Den modsatte situation ses i (b), hvor man har en korrelationskoefficient på -1,0. I situationen (c) kan man se, at der ikke er nogen sammenhæng mellem de to kontinuerte variable. Det afspejles også i korrelationskoefficienten på 0,0. I situationen (d) er der en tendens til at være positiv korrelation mellem de 2 variable og her er korrelationen 0,3. I situationen (e) er der en korrelationskoefficient på -0,7. I situationen (f) har man en situation med korrelationskoefficient på 0,7 – altså en tendens til positiv korrelation. Som tommelfingerregel kan man sige, at en korrelationskoefficient > 0,8 eller <0,8 er et udtryk for en god korrelation mellem to kontinuerte variable. Det er dog vigtigt at understrege, at en korrelationskoefficient ikke er udtryk for kausalitet. Det man også kan se af disse korrelationsmålinger er, man ikke får et udtryk for hvordan den ene variabel påvirker den anden variabel. Ønsker man at have en model for dette skal man bruge den simple lineære regression.

Lineær regression

Som de fleste sikkert kan huske kan en ret linje beskrives ved y = ax+b. I dette tilfælde vil y altså være værdien af ens outcome og a den faktor som y ændrer sig med for hver stigning i x-værdien. Det er sjældent, at b-værdien, kaldet interceptet har nogen praktisk betydning, da man sjældent har en situation hvor den ene variabel indenfor biologiske rammer kan blive 0.

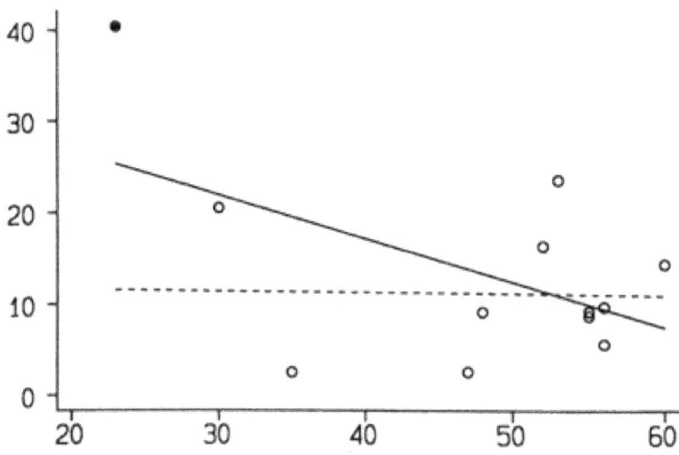

Når man laver disse modeller er det vigtigt at undersøge outliers. En outlier er en observation, der på en eller anden måde ligger langt fra de andre. Problemet med outliers er, at de, specielt i små dataset, kan have stor indvirkning på den statistiske model. I dette eksempel kan man se korrelationslinjen i to forskellige situationer. Den ene situation hvor man har medtaget en outlier og en anden situation, hvor man har udeladt outlieren. Vælger man at tage outlieren ud af analysen får man en vandret linje, der beskriver at der ingen sammenhæng er mellem de to variable. Vælger man at medregne outlieren i modellen vil man få en linje der viser, at y-værdierne bliver mindre, jo større x-værdierne bliver. Man skal have en god grund til at fjerne outliers, man kan ikke bare se på data og så slette outlieren. Man må undersøge om der er en grund til at man har denne her outlier; er der tale om en person der afviger meget fra ens population, kan det forsvares at fjerne denne observation. Man skal så bagefter gennemgå sit datasæt, og undersøge om der er andre der opfylder samme kriterier. Altså, hvis man har valgt at tage en person ud som er meget ung eller meget gammel, så skal man tage alle observationer ud for dem der er meget unge eller meget gamle. Ellers kan man næsten selv bestemme hvordan linjen skal ligge ved selv at lægge hvilke datapunkter man ønsker at benytte sig af.

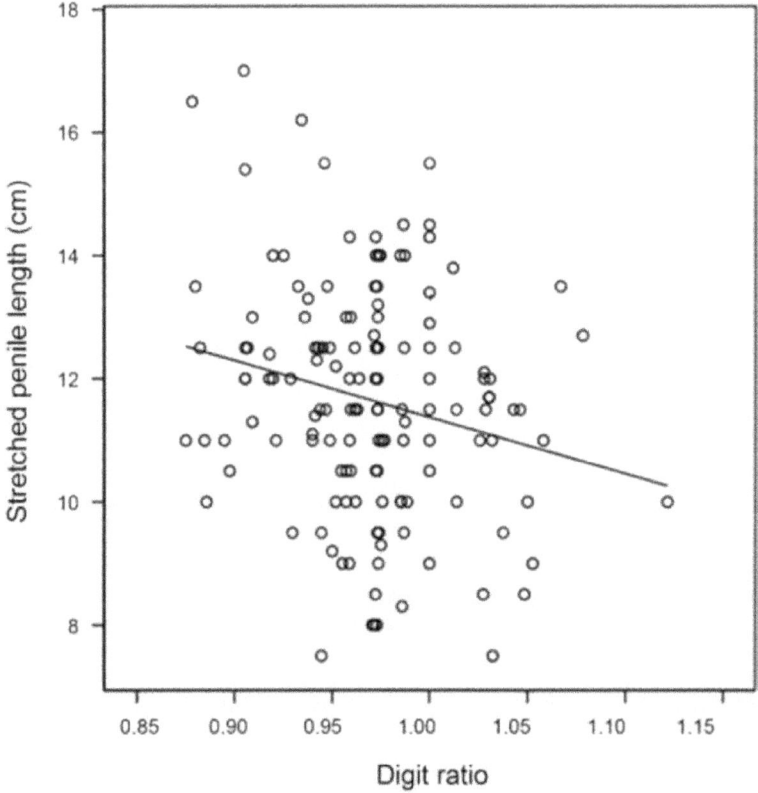

Figure 1 The relationship between digit ratio and stretched penile length. Stretched penile length was found to be negatively associated with digit ratio. $y = -9.201x + 20.577$ ($r = -0.216$, $P = 0.009$) (y: stretched penile length; x: digit ratio).

Når man undersøger sammenhængen mellem to variable kan man få et computerprogram til at tegne linjen og angive en korrelationskoefficient. I dette eksempel har man målt længden af penis for at se om den afhænger af ratioen mellem 2. og 3. finger. Når man ser på plottet vil man umiddelbart vurdere, at der ikke er sammenhæng mellem de to variable. Dog kan man se, at det statistiske program har lagt en ret linje ind og også angivet en r-værdi. I dette tilfælde er r-værdien -0,2. Der er dog en signifikant sammenhæng mellem ratioen og penislængden, med en p-værdi på

0,009, men når man ser på scatter plottet bør man spørge sig selv om det giver mening at lave denne analyse.

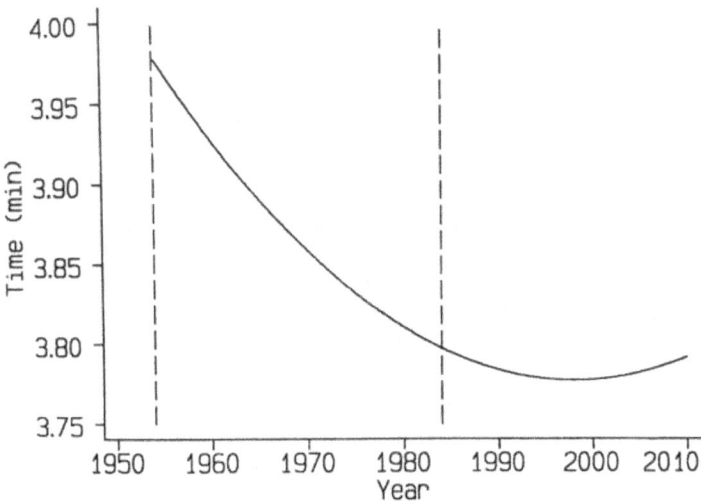

Figure 11.17 Quadratic curve fitted to world record times to run a mile (Kitson, 1984), showing the range of observations (1954 to 1984).

Ved nogle studier finder man at punkterne ikke ligger på en ret linje, men måske nærmere følger en kurve. Mange scatter plots kan beskrives ved hjælp af 2. eller 3. grads ligninger, men her er det vigtigt, at man ikke laver overtolkning af sine data. Man må altså ikke tolke udenfor det interval man har målt. I eksemplet her har man undersøgt verdensrekord-tiderne det tog at løbe en mil og set på hvornår, disse rekorder blev sat. Forfatteren så dog på årene fra 1955 frem til 1985. Den bedste ligning, der beskriver sammenhængen mellem år og løbetider, i dette interval (1955-1985) er en andengradsligning, hvor man har år2. Som alle anden-grads ligninger gør, begynder kurven at stige på et tidspunkt, i dette eksempel omkring år 1995. Dette giver dog ikke mening, at verdensrekorden på at løbe 1 mil skulle begynde at stige igen. Man skal altså ikke tolke udenfor det interval man har undersøgt, specielt ikke hvis man har beskrevet sine punkter ved hjælp af 2. eller 3. grads polynomier.

Logistisk regression

Når ens outcome er binært, altså f.eks. død eller recidiv eller genindlæggelse ja/nej, kan man benytte sig af en logistisk regression. Oftest vælger man at lave en multipel logistisk regression, hvor man "putter" flere forklarende variable ind i sin model. Det resultat man får af en logistisk regression er odds ratioer. Har man en kategorisk variabel som forklarende variabel i en logistisk regression, så fortæller odds-ratioen hvor store odds er i den ene kategori sammenlignet med den anden kategori for ens outcome. Det kan eksempelvis være at man har undersøgt død som outcome og brugt køn som forklarende variabel. Hvis OR så er 1,8 for kvinder betyder det at kvinderne har 1,8 gange så store odds for at dø, sammenlignet med mændene.

Table 3 Result of multiple logistics regression

	P-value	OR	95% CI	
			Lower	Upper
Location (urban-rural)	0.368	1.258	0.763	2.072
Had at least a secondary education	0.099	1.496	0.926	2.415
Ever heard of nets	0.258	2.364	0.532	10.497
Knows that the use of an ITN/LLIN can protect pregnant woman from malaria	0.012	1.813	1.142	2.877
Confident can hang or use a net	0.002	9.506	2.276	39.700
Constant	0.0001	0.006		

Abbreviations: OR, odds ratio; CI, confidence interval; ITN, insecticide-treated net; LLIN, long-lasting insecticidal net.

I dette studie har man undersøgt om gravide kvinder i Nigeria brugte myggenet, altså et outcome der er binært, myggenet ja/nej og man har så lavet en logistisk regression. Som det kan ses af tabellen har man resultaterne for de forklarende variable opgjort i odds ratioer med tilhørende konfidensintervaller og p-værdier. Man kan se, at det der har betydning for om kvinder vælger at bruge et myggenet er, at de kender til myggenettene (OR=1,8). Det skal tolkes sådan at dem der kendte til myggenet havde 1,8 gange større ods for at bruge det, sammenlignet med dem der ikke kendte til myggenet. Det betød også meget hvorvidt kvinderne kunne finde uf af at hænge nettene op (OR=9,5). Det skal tolkes sådan at dem der kan hænge nettet op har

9,5 gang større odds for at bruge nettet, sammenlignet med dem der ikke kan finde ud af at hænge det op. Det betyder dog ikke noget hvor de bor – om de bor i byen eller på landet – da konfidensintervallet her overlapper 1 (0,76 ; 2,07) Uddannelsesniveauet betyder heller ikke noget for sandsynligheden for at få myggenet. Man kan ikke grafisk afbillede en logistisk regression ligesom man kan med den simple lineære regression.

Hvis ikke man er erfaren i brug af statistik anbefales det at konsultere en kollega eller statistiker, specielt før man begynder på de mere avancerede analyser præsenteret her til sidst.

KONTAKT

info@forskerkurser.dk